ADHDの明日に向かって

——認めあい、支えあい、赦しあうネットワークをめざして——

田中 康雄　著

星　和　書　店

Seiwa Shoten Publishers

2-5 Kamitakaido 1-Chome
Suginamiku Tokyo 168-0074, Japan

はじめに

私は、注意欠陥多動性障害（以下、ＡＤＨＤ：Attention-Deficit/ Hyperactivity Disorder）のある子どもたちとその家族、そして彼らを支援する方々がこの問題を充分に理解し、適切な情報を交換し合える「橋渡し」になればと思い、この本を書きました。

私が治療者としてＡＤＨＤのある子どもに出会ったのは、八年ほど前になります。ＡＤＨＤの示す症状群は、一見わかりやすいようで、実のところ微妙な誤解を生み、家族と関係者との間に亀裂を作ります。私は、善意から生まれたアドバイスさえも、ときに関係者や家族を追いつめ、子どもたちにつらい思いをさせてしまうことを何度となく経験してきました。

しかし私は、幸運にも多くの他職種の仲間たちに助けてもらいながら、ここまで来ることができました。私の能力的な限界もあり、まだまだ日暮れて道遠しという感じがしますが、これまで仲間たちと積み上げてきた、ささやかな橋渡し役をまとめることで、仲間たちへの感謝の気持ちを表したいと思いました。これが、本書を著した第一の理由です。

子どもの精神医療のなかでもＡＤＨＤ問題は、現在「ブーム化」[1]しているかのように思われ、ここ一、二年でＡＤＨＤ関連の出版物は、非常に増えてきました。このような状況に置かれている今、浅学を省みず、仲間への感謝の気持ちだけで、ＡＤＨＤに関した本を新たに著す意義はあるのだろうかと、臆しているのも正直な気持ちです。

しかし、実際に臨床の現場にいて感じることは、教育・保育関係の方々との協力・連携のあり方や家族の声といった部分について実践的に書かれているものはまだ少なく、具体的な対応のヒントにいたっても不十分であるという印象です[2]。日頃の外来臨床の他に、実際の現場に出向き、子どもたちの様子を見ては、関係者と意見交換させていただいている経験から、求められているのは具体的な戦略であると痛感しています。この戦略を、子ども理解に基づき、できるだけわかりやすく提出したいと思いました。これが執筆の第二の理由です。そして家族も含めた関係者たちと定期的に行っている懇話会活動や、仲間たちとの会話によって気づかされた現場の声を少しでも伝えたい。これが第三の理由です。

そのため本書は、三つの流れで構成されています。

第一部では、私がＡＤＨＤ問題と呼んでいる多くの不幸を概説し、ＡＤＨＤの歴史的変遷と基本的な事柄について述べました。特に関連する障害や鑑別すべき障害については、できるだけ多岐にわたって解説したつもりです。ＡＤＨＤの複雑な世界を少しでもお伝えすることができればと思います。

第二部では、こうした基本的事項をふまえたうえでのＡＤＨＤ対策について、できるだけ具体的、実際的に書きました。主にＡＤＨＤのある子どもと家族を支える関係者にお伝えしたい部分です。われわれが現在行っている関係者間の連携の実際に触れ、関係者間でのネットワーク、連携のありかたについても私見を述べました。

私は、これまで児童外来で出会った多くの子どもたちと養育者の方々から、またわれわれが主催する「十勝ＡＤＨＤ＆ＬＤ懇話会」に参加されている養育者へのアンケートから、ＡＤＨＤのある子どもの養育者の気持ちについて、たくさんのことを学ぶことができました。その一部を「間奏曲」と表し、医学的な解説を中心とした第一部と実践について述べた第二部の繋ぎ役として述べておきました。

私自身は、本書の執筆を通して、短いながらもこれまでの活動を振り返ることができました。最近私は、自らの仕事を地域児童精神医療と呼んでいます。本書がこうした分野、特に他職種との連携に興味をお持ちの方々の各地域での活動のお役に立てればと願っています。多くの関係者の方々に読んでいただき、率直なご意見とご叱正をいただければ幸いです。

なお、ＡＤＨＤを語るときの大きな問題点は、ＡＤＨＤに関連した問題の重なり合いとひとりひとりの臨床像の多様さではないかと思っています。本書で、子どもたちや養育者、関係者がたくさん登場するのは、こうしたケースバイケースの世界を少しでも解っていただきたかったからです。
なお、ここに登場する人々は、私がこれまで関わってきた方々をヒントにさせていただいていますが、プライバシー保護のため、大幅な修正を加えておりますことを、ご理解ください。

著者

増補版について

二〇〇一年十月に本書は生まれました。半年後、私は九年以上にわたりお世話になった道立緑ヶ丘病院を辞め、現在の職場に移りました。二〇〇二年七月のことです。

新しい職場になったからといって、特に本書に大きく手を加えるような仕事は、出来ておりません。でも、「明日に向かって」という願いを込めた本である以上、さまざまな事情が許せば、加筆・修正を加えていきたいと思っていました。

第二刷では、気になっていた字句の修正をさせていただきました。今回の増補版では、ささやかな前進を記したいと思いました。相変わらず、急場の思いつきのような私の提案に、石澤社長はいやな顔ひとつせずに、賛成してくださりました。ありがとうございます。

第一部の「ＡＤＨＤの事実」には、特に手を加えておりません。私は職場が変わっても、相変わらず学校現場を中心に、訪問視察や現場の方々との検討会などを行っています。北海道時代には自家用車であちこちを回っていたことが、徒歩と電車での移動になったくらいで、片道一時間前後の往復は日常茶飯事です。人はそんなに大きく変化も成長もしないものです。

そうした動きのなかで、今回第二部第五章で取り上げている「連携の流れ」にわずかな文章を追加したくなりました。日頃の経験から、具体的な対応策がなぜ取られにくいのか、対応策を検討するためには、まずどうした関係を作らなければならないのか、について、最近検討してきたことをお伝えしたいと思います。この関わりは、文部科学省が平成十五年三月に最終報告した「特別支援教育の在り方」とも重なり合うような内容ではないかと思っています。これで、これまで医療側である私が行ってきた関わりは、教育・福祉現場にお返しすることができるのではないかと期待しております。

さらに間奏曲として記載した「養育者の思い」を補強する意味で、二〇〇二年度に行った調査研究を掲載しました。これは、全国で活動しているＡＤＨＤのある子どもたちを中心にした自助・支援グループの状況とそれぞれのグループが抱えている課題について、アンケート調査したものです。ご協力していただいた方々へのお礼をこめて、ご報告させていただきました。

さて、二〇〇一年当時に比べ、この一年間で私は感謝する方々がひじょうに増えました。本当にあちこちでたくさんの方々にお世話になっています。でも、ここでもっとも謝罪と感謝の意を捧げるとしたら、慣れ親しんだ北海道から、私の都合により転居・転校を承諾してくれた二人の子どもたちと、すべてを認め、支えてくれている妻、美奈子に対してです。多くの方々には申し訳ありませんが、今回は私の家族に感謝をさせてください。

ありがとう。

もくじ

間奏曲

第二部　ADHD対策

第一部　ADHDの事実

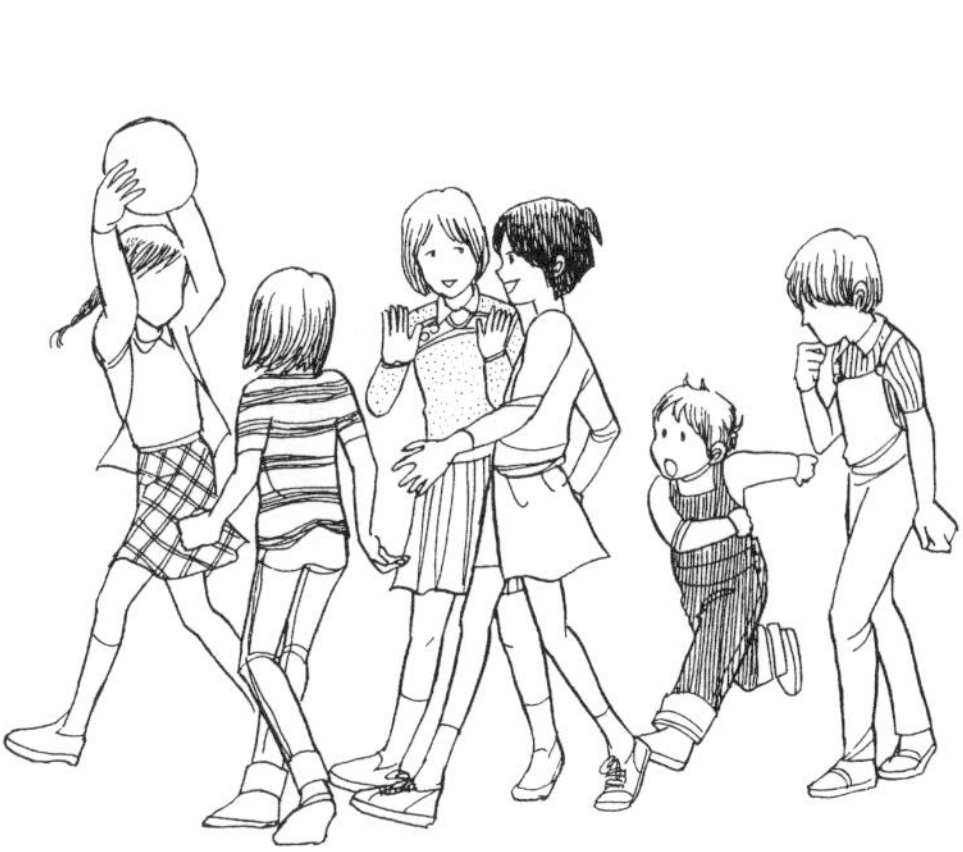

プロローグ

ＡＤＨＤとはどのような障害か？

最初に、ある意味で典型的な、ＡＤＨＤのある子どもとその親御さんに登場してもらうことにします。

●Ａくん

小学二年生のＡくんがお母さんと一緒に外来を訪れたのは、もうずいぶん昔のことになります。三人兄弟の末っ子で長男、待望の男の子、養育者の思いはいろいろあっただろうと思います。生まれたときには特別に心配なことはありませんでした。そこでお母さんは出産後すぐ半日勤務に戻りましたが、子育てに専念できなかったことが悔やまれたといいます。彼は言葉が少し遅かったようですが、遊びなども良くでき、他の育ちに心配がなかったことから「男の子は口が重たい」と思われていました。

ただ歩き始めが一〇カ月過ぎと非常に早く、その後は全く目が離せないくらい落ちつきがなく、ときには走りだそうとした車から落ちそうになったこともあったようです。母親の話では、妊娠中からおなかを蹴る力が上の姉たちと比べても激しかったといいます。三歳から利用した保育所では、ひどく動き回り、いたずらが多く、ほかの園児に対して乱暴な態度が目立ち、いわゆる困った子どもと思われていました。

小学校に上がれば少しは落ちついてくるだろうという母親の思いは、無惨にも砕かれ、その後一年間は、彼の乱暴さのために、同じクラスの家を訪ねては親と子どもに謝って回る日々でした。二年生の進級を期に、児童相談所に相談し、われわれの児童外来を紹介されてきました。

Ａくんは、診察室ではごく短時間、きちんと質問に答えていましたが、次第に診察室を出たり入ったりと、落ちつきなく動き始めました。同席していたお母さんは、疲れ切った表情で、「私がしっかり育てなかったから」と自分ばかりを責めていました。

非常に典型的なＡＤＨＤと判断し、お母さんにその旨を伝えたところ、半信半疑の表情ながら「そんなものがあるんですか？　私の育て方のせいではなかったのですね？」と何度も確認するように話されました。Ａくんには、しばらく通院してほしいと伝え、面接中に「友だちがいなくてさみしい」と言っていたのを思い出し、「先生はもう友だちだよ」と伝えました。彼は急に顔を輝かせ、病院を出るまでに何度も「先生、友だちだよね」と確かめて帰っていきました。

＊　　　＊

このお母さんと子どもの表情を、私は今も忘れることができません。

Aくんのように落ちつきがない、絶えず動き回る、何度言っても態度が改まらない、突然衝動的な行動を示すといった子どもたちがいます。こうした子どもたちは、現状の学校や社会の状況に適応することは難しく、その結果周囲から認められることが少なく、周囲から孤立し、追いつめられています。

一方でこのような子どもの養育者は、周囲から「親のしつけがなっていない」「子どもをわがままなままにしている」と指摘されやすく、精神的に不当に傷つけられ、子ども同様に追いつめられています。

さらにこうした子どもと向き合う関係者の多くは、途方に暮れながら立ちつくしています。周囲からは、「専門家なのだから、毅然と指導してほしい」「もっとしっかり対応してほしい」と要望され、追いつめられています。

ADHDを考えるときに重要なことは、このひとりひとりが「追いつめられている」ということだろうと思います。

第一章

ADHD問題

一、子どもの不幸

ＡＤＨＤのある子どもたちの多くは、同級生から「あっちいけよ！」「あなたは乱暴だから嫌い！」などと言われ続け、あるいは指導者からも「どうして君はいつもそうなんだ？」と小言を言われ続けています。

●Bくん

中学一年生のＢくんは、「自分で自分にブレーキをかけたい」と希望して自ら児童外来を受診しました。

学校ではどうしてもせっかちに動いてしまう。相手の思いとは無関係に自己判断して行動しては失敗してしまいます。結局、自分自身に自信がもてないため、診察場面でも「ぼくはどうせダメなやつです」「どうせ僕はバカなんです」と言います。

父親も短気な方のようで、「言うことが聞けないくらいなら死んでしまえ！」と極端な叱り方をして、ときには「これで首をつれ！」と、太いロープを持ってきます。Bくんも「僕は努力していない、怠け者だ。死んだ方がよい」と何度か自殺を企てました。

父親に外来に来てもらい、彼にあるＡＤＨＤの説明をしましたが、十分に理解してもらえませんでした。父親は、「ＡＤＨＤとかいうよくわからない名前をつけて、この子を甘やかしてはいけない。この子にはしっかりしてもらわないと困る」と主治医に注文をつけ、出ていってしまいました。

●C子ちゃん

小学三年生のC子ちゃんは、クラスでいじめにあっていました。

授業中に「うるさいなー」「またC子だよ」などと言われて、からかわれているといいます。母親は「わからなくても手を挙げるんです」「なにかと注意する子どもさんがいて、それが気に入らないようなんです」と申し訳なさそうに話します。

「この間は、ランドセルを逆さまにして雪山に埋められた」と、外来に来てはC子ちゃんは話します。私が「それはひどいよね」と言うと、ほんとうにすてきな笑顔を見せますが、笑っている瞳からは大粒の涙がこぼれています。

ＡＤＨＤのある子どもたちが、ときどき見せる「泣きの笑顔」です。

●Dくん

小学三年生のＤくんは、教室で落ちつきなく、いつも一言多いため、お友だちとうまくいきません。校庭に出て、ひとりでボールを壁にぶつけてキャッチボールしていても、ほかのお友だちにぶつけてしまうことがよくあります。そのことを尋ねると、「あの子が、僕が投げるところを横切るからいけないんだ」と言います。目の前を友達が横切っても平気で思い切りボールを投げてしまうようです。

「でもボールがあたると痛いから、気をつけようよ」と、できるだけ諭すように私は話します。あるとき、教室のみんなが大切に使っていたサッカーボールがなくなりました。「きっとどこかにあるから、みんなも気をつけて探してくれ」と担任の先生が帰りの会で生徒たちに頼んだそうです。

Ｄくんは、先生の頼みだからとばかりに、とても気をつけてあちこち探しながら下校しました。努力の甲斐あってか、途中の原っぱでサッカーボールを見つけ、いそいで家に戻り学校に電話をかけました。

「先生、サッカーボールがあったよ！」Dくんは電話口で誇らしげに叫びました。「ああそうか。じゃ明日持ってきてくれ」あまりにも素っ気ない言葉にDくんは悲しくなりました。

私は外来に来たDくんに向かって「よく見つけたね！」と言いながら、でもこれは担任がDくんに伝えるべき言葉なんだよね、と思います。帰り際、「あの子は担任に、よく見つけてくれたね、と言ってほしかったんですよね」お母さんは寂しそうに話しました。

＊　＊

自分で何とかしたいのに、どうしてもうまくいかない！という彼らの叫びが聞こえてくるようです。つらくても「泣きの笑顔」で乗り切るしかない、彼らの痛みが伝わってきます。

「君が悪いわけではないんだよ」と、「君は、本当はよい子なんだよ」と、伝えていく必要がここにあります。彼らの報われることの少ない頑張りに、私たちまわりのものは、ぜひ光をあてなくてはいけないと思います。

二、養育者の不幸

こうした子どもたちの養育者も、周囲から追いつめられています。元気な子どもを前にして、多くのおとなは、「子どもは元気なものさ、気にしすぎだよ」と語り、相手をたたく、突き飛ばす子どもに対しては、「どんな育て方をしているの？　ちゃんと叱っているの？　甘やかしてばっかりだから」と批判的な目を向けます。そして、養育者が心配して相談すると、「叱ってばかりいると子どもの心が縮んでしまうよ」と助言されます。あるいは、「まったく、叱りすぎなんだよ。厳しすぎるから反発するんだ」と厳しい指導を受けることもあります。そして最後は、「愛情、結局は愛情です！」と言われます。養育者たちは、「今の私には愛情が足りない、きちんとした対応ができていない」と必要以上に自分を責め続けるようになります。

たとえ善意の助言であっても、ときには養育者の心を傷つけ、さらに追いつめてしまうことがあります。

●Eくん

父親の仕事の都合で最近転居してきた五歳のEくんは、お母さんと一緒に近くの公園に出かけて行きました。Eくんは砂場で遊んでいる同じくらいの子どもたちの輪のなかにすぐに入り、子どもたちのおもちゃを自分のもののように取り上げると、すぐに砂場の砂山を楽しそうに蹴散らしました。

近くで見ていた子どもたちの養育者はいっせいにその子の母親をにらみつけ、子どもたちを呼び戻して帰っていきました。それからは、外出したい、外で遊びたいと愚図るEくんに、母親は暴力で外出を禁じるようになり、しばらく親子はアパートから一歩も出歩かなくなりました。数週間後、これではいけないと両親がEくんを連れて、児童外来に相談に見えました。

●Fくん

Fくんは、幼稚園・年中児童です。母親はもっと小さいときから、Fくんのちょろちょろした動に悩まされ続けていました。

お友だちに相談しても、保育園の先生に相談しても、「元気ですが、特別問題視するようなものではないですよ」と言われてしまいます。「だれもわかってくれない」とお母さんは落ち込みました。

実際に診察したときのFくん、たしかに短時間は落ちついていました。言葉も十分にあり、関わりも上手です。でも何度か外来で会い続けてみると、気の散りやすさ、せっかちな行動、ひとつの遊びに集中することが苦手な様子が見られるようになりました。さらに運動面でのぎこちなさ、不器用さも目に付くようになりました。場面を変えて、人を変えて見ていくと、母親が心配されているような、さまざまな行動に出会うことができました。

●C子ちゃん（その2）

小学三年生のときにいじめと学習不振で相談に来たC子ちゃん。確かに細かい作業は苦手で全体に作業は雑です。これまでの育ちを聞いてみると、小さいときはちょろちょろしていて、養育者の目が届かなくなることもたびたびあり、就学後はともかく忘れ物が多く、うっかりミスの連発でした。

心配していた母親は、一年生のときから担任に相談していましたが、そのたびに「大丈夫ですよ」と言われ続けてきました。三年生に進級し代わった担任は、母親を呼び「おかあさん、特殊学級への変更も考えておいてください。それがいやなら家庭学習を徹底させてください」と伝えました。その後しばらく母親は、毎日C子ちゃんに対して、厳しい態度で家庭学習をさせていました。

「叱ることだらけで、とてもつらかった」と、母親は当時を振り返りながら、涙をみせました。

＊　＊

養育者が感じている事柄をけっして軽んじてはいけません。その子と一番長い時間を、一緒に過ごしているのですから。一番近いところで見ているのですから。われわれ専門家だって、大切なことは何度も見てみないとわかりません。特に子どもの行動には、見えにくいところがあります。

養育者は、きちんと向き合っているのに報われない、ということを何度も経験しています。「どうして、うまくいかないの！」という無念の思いが沈澱しています。

「親のせいではないのですよ」と、「それよりも、ほんとうにここまでよく頑張ってきましたね」と、ねぎらっていく必要がここにあります。なによりも大変な時間を向き合ってきた養育者たちの頑張りに、私たちまわりのものはまずねぎらい、養育者を尊敬するところから出会うべきです。

三、教育者の不幸

関係者、特に学校の教師の悩みは深いものがあります。多くの教師は耐えながらも、子どもの成長を信じ待ち続け、疲れ果て、追いつめられてきています。

●G先生

「教師歴二〇年の私ですが、こんな子どもは初めてです。できるときにはできるんですよ。私には『なまけている』としか思えません」ある学校で、ある小学三年生を受け持ったベテランのG先生が、外来で話してくれた言葉です。

「気に入らないと、家に帰ってしまうんです。教室でも私のいうことは聞きません。教科書を破り捨てるのもこれで三度目です。これって『わがまま』といえませんか?」

先生はとても疲れているように見えました。

●HくんとI先生

「この子ひとりなら私はなんとか関われます。関わりたいのです。でも、私のクラスは生徒が三五名います。Hくんだけではないのです。Hくんがクラスから出ていったとき、本当は追いかけて連れ戻すべきでしょうが、それをしていたら一日中Hくんと追いかけっこしていないといけません。それでは授業にならないんです」

子どもたちひとりひとりのことを考え、一生懸命に関わっているI先生。ちょろちょろしては教室を出ていってしまう小学二年生のHくんのクラスの担任をしています。私の外来にも、なにかとお電話いただき、Hくん理解に努めようとしています。

「本当はもうひとり、Hくんのそばで Hくんを見てくれる先生がいるとよいのですが、ほかの先生も自分のクラスで精一杯ですから、Hくんのことでほかの先生の力を借りることは心苦しいのです」

『本当にそのとおりですよね。ひとりの教師の力ではどうしようもないのに、ほかからの力も借りられないなんて…』私は、声にならない言葉が胸にたまっていきます。

●J先生

新卒のJ先生は小学三年生のクラス担任になり、はりきっていました。子どもたちと一緒にたくさんのことを学ぼうと、新学期早々、意気揚々と出勤しました。

そんな期待と情熱は、わずか数日で崩れ去りました。ADHDのある子どもとその行動をまねする子どもたちにより、学級はまったく落ちつかなくなり、先生はいつも何人かの生徒を叱ったり追いかけたりしなくてはいけなくなりました。隣のクラスの中堅の先生は、職員室に疲労困憊して戻ってくるJ先生に、「生徒に学習させる態度を学ばせないといけないよ」と助言しました。

「だれもわかってくれない…」

J先生は慢性的な不眠と出勤拒否気分に陥り、学級の事態はさらに悪化しました。

＊　＊

教師として、子どもたちとうまく向き合えない、思いが上手に伝わらない、と途方に暮れている、先生方の無力感が伝わってきます。

「先生方の力不足ではないのです」と、「これ以上ひとりで頑張らないでもよいのです」と、話したいと思います。そのうえで、ひとりでも理解者を増やして、できることから始めることの重要性を伝えていく必要があります。先生方の責任感あふれる頑張りを無に帰すことのないように、私たちまわりのものは、励まし続けていかなければならないと思います。

四、医療者の不幸

このように、すべての関係者が追いつめられている不幸を考えると、できる限りの協力関係をどれだけ早期に築けるか、具体的な介入策をどのように立てることができるかがポイントになります。私は、こうした連携を行うケースワーカー的役割を、当面は児童精神科医が担うべきであろうと考えています。けれども、この連携を作り上げることがなかなか難しいのが実情です。医師は連携の旗を振ることを苦手とする職種であるという、質の問題があります。もうひとつの理由は、こうした動きをする医師の少なさ、量の問題です。

ここには、医師養成課程における児童精神医学の履修の問題、あるいは児童精神科医の養成問題が絡んでいます[1]。全国的にこの分野で働いている医師の数が圧倒的に少なく、走り続ける児童精神科医あるいは小児精神科医にとって、同じ想いの同業者が少ないという不幸があるといえましょう。

●ある大学精神科医局での出来事

「子どもの精神医療を学びたいのですが」ある精神科研修医が、所属する医局の教授に申し出ました。目をつぶり腕を組み、しばし考えた教授はその医師に向かって、

「うん、子どもの精神科医もよいね、けれどもこれからの時代、子どもは少なくなり、医療を利用する頻度は少なくなるだろう。おそらくこれからの時代は老人精神医療に向かうと思うよ。まあ、子どもの精神医療は斜陽といってよいのではないだろうか？」と優しく諭されました。そして表情を変え、

「どうしても君が子どもの精神医学を学びたいのなら、どこか別のところにお世話になるんだね」と厳しく言い切りました。

研修医は頭を下げ、黙ってその場を去りました。

●ある児童精神科外来の残照

六時間も待たされた子どもとその養育者が診察室を出て、会計に向かった午後八時、今日一日の外来が終わりました。それでも待合室には、ある学校の教師と、その教師が担任をしている子どもの養育者が待っています。必要に応じて、子どものことで養育者と教師と医師とで話し合う機会を持っていますが、結構な時間を要するため診療時間が終わってから集まるようにしています。こうしたお客さんたちが病院を後にするのは、それからまた一時間以上もたってからです。

児童精神科医がすべての対応を終え、カルテを整理し帰路に着く頃には、時計の針は〇時を回っていました。

「外来で待つ子どもたちもつらいけど、こんな仕事、長くは続かないなー」靴を履き替え外に出ながら、医師はため息をつき、ちょっと弱音を吐きました。

＊　　　　＊

ADHDに対しては、基本的な理解に加え、家庭と学校での具体的かつ一貫した対応が重要になるため、こうしたすべての関係者による話し合いが必要不可欠です。それにしても、一方の鍵を握る医療者の数の少なさと多忙さは致命的です。

五、解決に向けて

ADHDは、重度発達障害が中心であったこれまでの発達障害研究に、新たな光をあてる軽度発達障害のひとつと言われています。

ここでいう軽度発達障害とは、（高機能）広汎性発達障害、ADHD、学習障害、発達性協調性運動障害、軽度知的障害などを指します。図1に示すように、その各々が診断の軸そのものを異にしており、そのため診断には複雑かつ微妙な重なりが生まれてしまいます。

杉山[2]によると、いわゆる軽度発達障害は、

①健常児との連続性のなかに存在し、加齢、発達、教育的介入により、臨床像が著しく変化し、

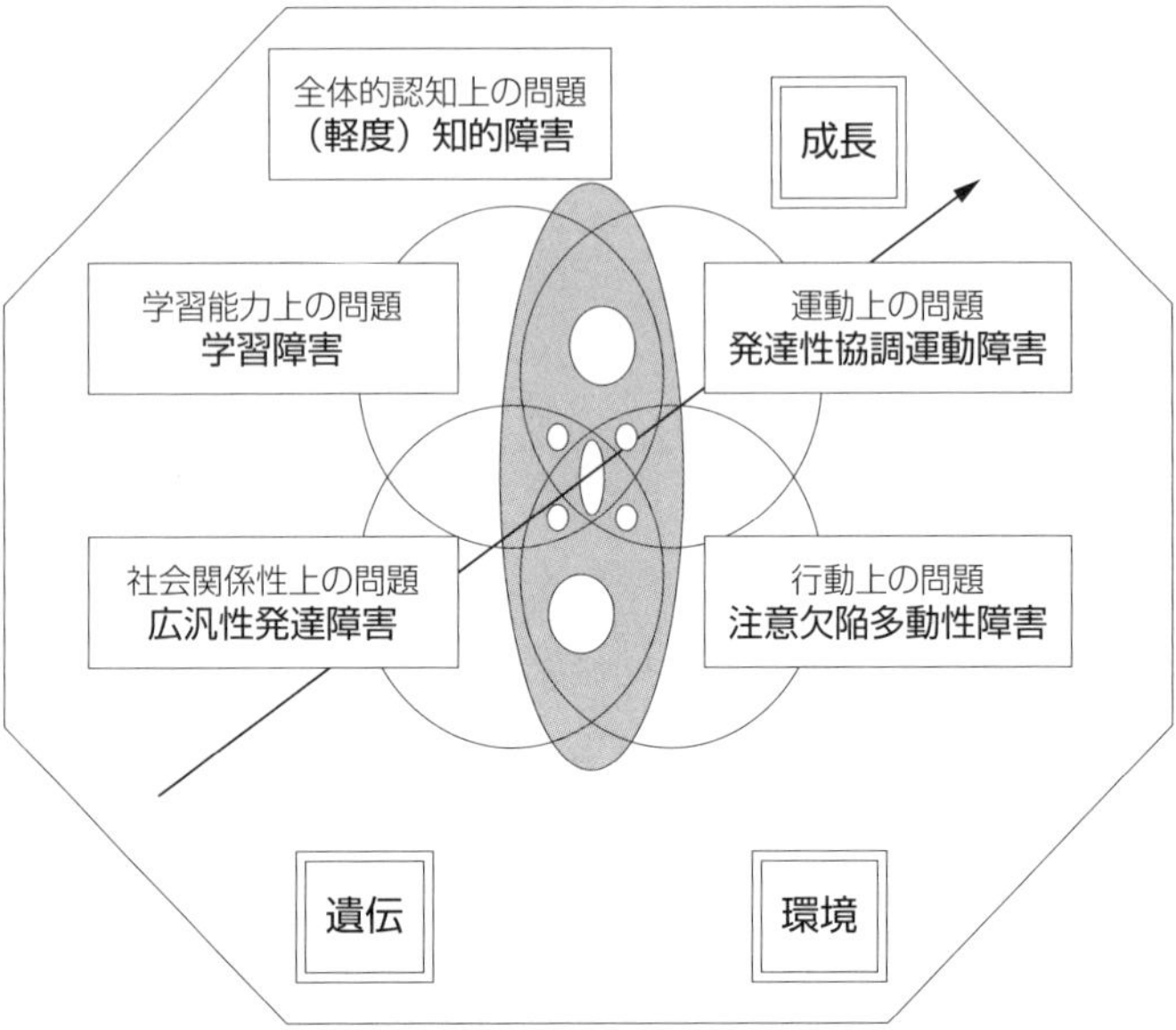

図１　軽度発達障害をめぐる視点の違いと重なり

②視点の異なりから診断が相違してしまい、③理解不足による介入の誤りが生じやすく、④二次的情緒・行動障害の問題が生まれやすい、という特徴をもつといいます。ＡＤＨＤはまさにこうした問題の代表格のひとつと言ってよいでしょう。

さらに後述しますが、ＡＤＨＤには、行為障害あるいは反社会的人格障害へと展開する可能性[3,4,5]や、非行、虐待に密接した関係性[6,7]が指摘されています。そのため、他の軽度発達障害と比べても、はるかに注目されています。

未知の部分も多いＡＤＨＤですが、

現在ADHDは、遺伝的素因と環境的素因との相互作用により病状が形作られるといわれています。[8] 生物学的要因だけでなく、心理・社会的要因も大きい役割を果たす[5]のであれば、関係者たちによる理解と配慮に裏打ちされた早期介入は、ADHDにおける対応としてもっとも重要な観点といえるでしょう。

各々の不幸に立ち往生せずに、養育者と関係者が手を携えて、この問題へのささやかな対応策を考えていくことが大切なこととなります。詳細は、第二部で述べることにしますが、私にとって「連携」とは、関係者同士が「支えあい、認めあい、赦しあう」状況作りを指します。

——なぜ私たちでなくあなたが？
あなたは代わってくださったのだ
代わって人としてあらゆるものを奪われ
地獄の責苦を悩みぬいて下さったのだ——

（神谷美恵子[9]）

第二章

ADHDの歴史

こうした子どもたちは、いまから百年以上も前に、精神病院長で、詩人で作家でもあったドイツのハインリッヒ・ホフマンがクリスマスの日に子どもに贈った自作の絵本「そわそわフィリップのお話」によって初めて記載されました。

しかし、ADHDは、医学界において過去一世紀にわたりその理解と定義をめぐってさまざまに転回されてきました。バークレーによれば、ADHDは五つの時代的変遷に分類されるといいます。(1)

一、第一期：一九〇〇～一九六〇年

まず一九〇〇～一九六〇年を「脳損傷（MBD : Minimal Brain Damage）の時代」と呼びます。

これは子どもの失語に関する研究から学習障害へ発展した分野と、脳損傷に関する研究から微細脳

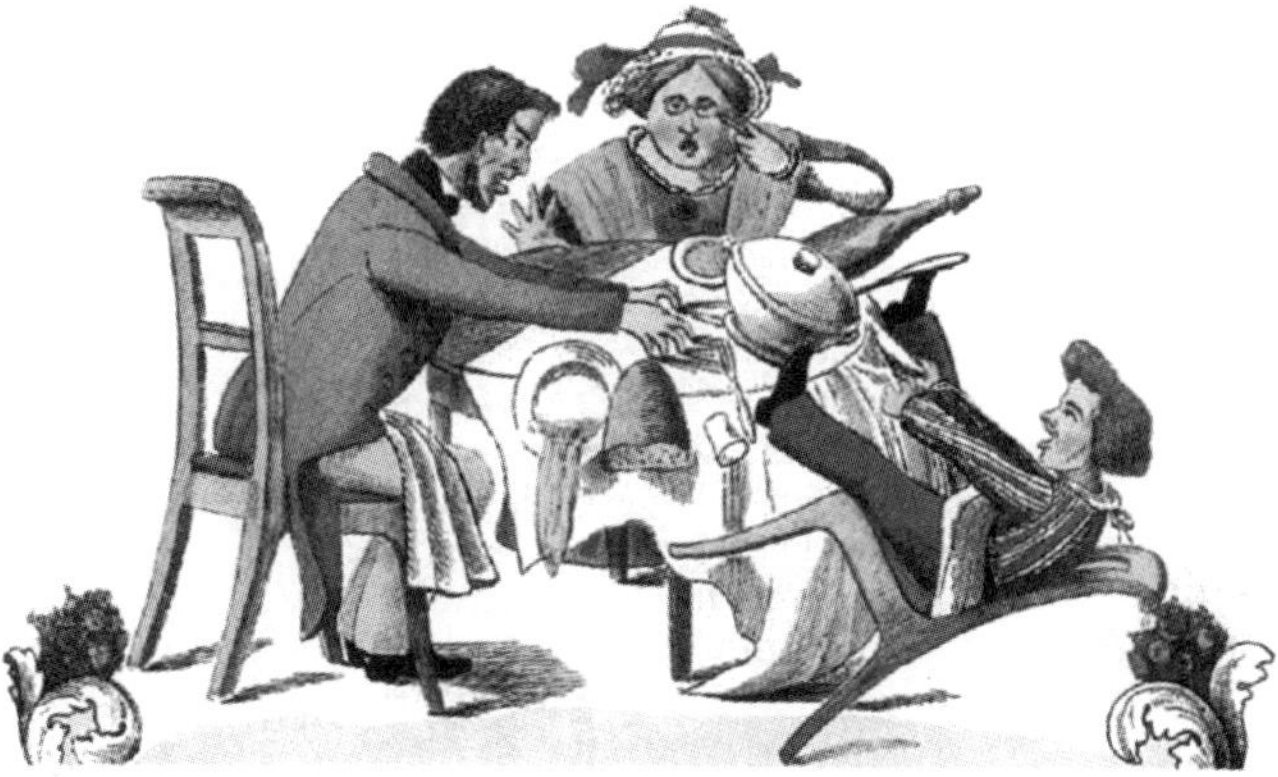

図2　「そわそわフィリップのお話」

フィリップ、今日こそ静かに食卓を囲もうよ
おとうさんは君に真面目にお話ししているよ
おかあさんは食卓を囲み静かに見つめているよ
でも、フィリップはおとうさんの話なんて聞いていないよ
ゆらゆら、ぐらぐら体を動かし、
椅子をあっちこっちに、ちょろちょろ、そわそわ、
「フィリップ！わしをバカにしているのか！」
とうとう大目玉

（私訳）

機能不全症候群（Minimal Brain Dysfunction Syndrome）へと発展する土台となった時代といえます。

前者は、一八九六年のモーガンによる先天性語盲の研究で始まり、一九二八年のオルトンによる大脳半球の成熟遅滞との関連へと進み、大脳の巣症状へと関心が進展していきました。

一方、一九〇二年、イギリスのスティルは、脳損傷を認めた子どもたちの落ちつきのない行動特性に注目しました。その後の一九一八年、嗜眠性脳炎後遺症の子どもたちにも同様の特性が認められ、落ちつきのない子はいわゆる脳損傷と密接な関係があると言われてきました。ブラッドレーは、一九三七年にこうした子どもたちの多動に中枢神経刺激薬であるアンフェタミンが有効であるという報告をしました。一九四七年、ストラウスは、周産期の脳損傷や感染、出産時の低酸素脳症などに罹患した子どもを脳損傷児（Brain Injured Child）と呼び、多動性、衝動性などとの関連を示しました。もちろん脳損傷の存在自体が明確に証明されないにもかかわらず、「脳損傷」という用語を使用することへの批判もありました。しかし、この時代は、一般的には微細な脳の損傷が中枢神経の機能不全をもたらし、行動上、学習上の障害を作り出すと理解されていました。その総括が、一九五九年にパザマニックにより報告された微細脳損傷（ＭＢＤ：Minimal Brain Damage）として結実されたといえます。

二、第二期：一九六〇～一九七〇年

第二期は一九六〇～一九七〇年で、「多動の時代」あるいは「ＭＢＤ分裂の時代」と呼ばれます。一九六二年にオックスフォードで開かれた国際小児神経学会議において、「ＭＢＤには脳損傷の有無を明確に証明することは難しく、脳機能障害（Brain Dysfunction）という用語を使用しよう」と結論づけられ、ＭＢＤという同じ略称ながら、微細脳損傷（Minimal Brain Damage）から微細脳機能障害（Minimal Brain Dysfunction）への大きな転換が計られました。そして、原因から行動特性へと、臨床的な視点が移動しました。これを推進する動きとして、一九六八年、アメリカの精神医学協会による診断基準第二版、ＤＳＭ-Ⅱにおいて「子どもの多動性反応（Hyperkinetic Reaction of Childhood）」という診断名が採用され、一九六九年にはラッター、レボビッチ、アイゼンベルグにより「過動症状群（Hyperkinetic syndrome）」という名称が提唱されました。この時期が「多動の時代」と呼ばれる所以です。

一方、一九六三年にアメリカの教育心理学者であるカークが、学習障害（ＬＤ：Learning Disabilities）という用語を提唱し、教育心理学的立場からモーガン、オルトンの流れを押し進めました。一九六八年、ＤＳＭ-Ⅱにより「子どもの多動性反応」が提示された同じ年に、マイクルバストは神経学的な原因を症状の中核としたＬＤ概念を確立しました。一九六九年、これも「過動症状群」提唱と同時期に、ターノポールによる「学習障害児の心理と指導」という著書が出版され、ここにMBDは、多動という行動上の問題を示す子どもたちと、LDを示す子どもたちに分裂していきました。その後アメリカでは、LDを教育心理学的モデルとして、一九七五年の全障害児教育法により、特殊教育の対象と見なすようになりました。

この分裂から生じた問題は、現在も「この子の持つ障害はADHDかLDか?」という解決困難(分類不能?)な論議を生み出しています。私自身は、症状群としか呼びようのないMBDを、医学モデルとしてのADHDと、教育モデルとしてのLDに無理に分離したために混乱が生じたのではないだろうかと考えています。

三、第三期から第四期:七〇年代から九〇年代へ

バークレーによる第三期である七〇年代は、多動から不注意へと、障害の中核が重点移動された時期です。これは、不注意が中枢神経刺激薬で著明に改善することや、多動性が消失したあとでも注意と衝動コントロールの障害が残るという予後調査によって支持されました。この「不注意の時代」を経て、八〇年代は、第四期「行動特性を診断分類する時代」に突入していきます。一九八〇年には七〇年代の研究を受け継いで、多動よりも不注意と衝動性が診断的に大きく取り上げられ、

DSM-Ⅲでは、注意欠陥障害（ADD：Attention Deficit Disorder）という診断名が採用されました。ここでは、多動を伴う注意欠陥障害と、多動を伴わない注意欠陥障害が並列されていました。この時点では不注意と衝動性が大きな意味を持っていて、多動性は三番手の症状でした。しかし、その後の一九八七年に発表されたDSM-Ⅲ-R（DSM-Ⅲ改訂版）では、多動性という問題が再浮上し、多動を伴わない注意欠陥障害は分類不能の注意欠陥障害へと格下げになり、名称も注意欠陥多動性障害となりました。私自身は、臨床の場において、あまり多動の有無だけをこの診断の要にしてはいけないと考えています。それどころか、多動を伴わない注意欠陥障害という概念は、非常に有用なものと考えています。寡動の注意欠陥障害という子どもたちは、確実にいます。特に女の子では、男の子のような多動を示す子どもは少ないというのが私の実感です。

その後は、現在使用されている診断基準へと進んできました。それが、一九九三年、イギリス主導により成立したICD-10による多動性障害（付録1）[2]と一九九四年、アメリカ主導で成立したDSM-Ⅳによる注意欠陥多動性障害（付録2）[3]です。現在この二つの診断基準が臨床場面で使用されているわけですが、二つの診断基準の基本構造は、表1に示したような相違点があります。さらにこうした行動診断には、症状の程度を明確にすることが困難で、診断する側の主観的な基準と経験で、なされる判断が異なる可能性があることや、年齢による区分けなどの基準がないこと、などの問題点[4]が指摘されています。

表1 ICD-10とDSM-Ⅳの診断基準の相違表

診断基準名	ICD-10	DSM-Ⅳ
大項目	不注意 過活動 衝動性	不注意 多動性－衝動性 (衝動性が全くなくても ADHDの診断がつく)
年齢条件	7歳以前	7歳未満
状況の条件	広汎性に出現	2つ以上の状況
「おしゃべり」行為	衝動性に分類	多動性に分類

主にアメリカを中心とした診断基準の推移をみてもわかるように、いずれにしてもいまだADHDはその正体が捕らえきれず、日々変貌、進化し、医療関係者を悩ませ続けている分野であるといえます。一方で、これはADHDがひとつの疾患単位ではないということを如実にあらわしているとはいえないでしょうか？ 私自身は、ADHDは脳の構造・機能的要因と遺伝・環境的要因が絡み合い、さらに対人相互関係や社会適応状況の悪循環が関連し、かつその相互作用の結果であろうと考えています。

四、第五期：九〇年代後半から現在

バークレーの語る第五期は、九〇年代後半から現在に至る時期です。この時期は、二十一世紀の「脳科学の時代」に呼応するように、この障害の生物学的な原因究明とADHDのあるおとなへの対応を大きな課題としています。

私自身は、ADHDのあるおとな問題を今後の重要課題と考えています。そこには、ライフサイクルにおける発達課題の達成や情緒的成長という問題が絡んでいるように思われ、より配慮ある心理・社会的支援が求められるからです。子どもの不幸をおとなになっても持続させないために、あるいはおとなの不幸を軽減するために、大切な課題であろうと思っています。

●Kさん

「先生はどうして僕を責めないのですか？」二十二歳のKさんの言葉です。Kさんはいわゆる「ADHDのあるおとな」です。信号機の見落としや道順の誤りから、自動車運転のトラブルは数知れません。職場は酪農場ですから生き物を扱っていますが、掃除やえさの時間などを忘れてしまうことが多く、周囲に迷惑ばかりかけてしまいます。ちょっとしたミスでも、動物たちの命に関わります。面倒見のよい親方も最近は少し困り果てています。

「もう、いつ死んでもよいかなと思っています。どうして一度言われたことがきちんとできないのか情けなくて。でも、これってもしかしたら自分が怠け者だからでないかと最近考えるんです」

「先生が忙しいのに一生懸命関わってもらえる、そんな『資格』が俺にあるのかと考えるんですよ」

Kさんには、子ども時代の記憶がほとんどありません。なにを尋ねても「よく覚えていないんですよ」と答えます。そして、すぐに「これも本当は覚えているのに、都合よく忘れたふりをしているんじゃないか、と自分は卑怯なやつではないかと考えちゃうんですよ」

＊　＊

診察室で笑いながら、Kさんは涙を拭い話し続けます。おとなになってもＡＤＨＤのある人は「泣きの笑顔」を見せるようですが、おとなになるとそこにはっきりと自虐的な要素が加わります。「資格」ってなんのことでしょう？ 生きているということに、なんの資格が必要なのでしょう？ 支援を受けるための「資格」ってあるんでしょうか？

長い間の自尊心の低下という問題は、おとなになってからも、自信を持たせないだけでなく、周囲の支援をも拒絶させるようです。

悲しいおとなを作らないために、幼いときから自分自身に向けるまなざし、今の自分にも「よいところはいっぱいあるんだ！」という気持ちを持たせること、自分を誇れる気持ちを育てることが重要なように思われます。「脳科学の時代」への期待として、最近、これまで精神病として位置づけられてきた障害の一部の発症に、神経発達障害が関与する可能性が示唆(5)されました。神経発達障害が、環境ストレスの負荷により、精神病の発症脆弱性の基盤を作るという視点は、成長とともに、症状が多様化していく軽度発達障害への対応策においても、ひとつのヒントになるのではないかと思います。

また、後述しますが、同時に存在する可能性がある障害（Co-morbidity）についての研究も、今後さらに深めていってほしい分野です。

第三章　基本的な事柄

ここでは、ADHDについての基本的な事柄について簡単に述べておきたいと思います。最近はADHDに関する専門書[1]もかなり出そろってきましたので、そちらの書籍も参考にしていただければ幸いです。

一、臨床症状

ADHDの中心症状は、①多動性、②不注意、③衝動性の三つです。そして前述したように、これらが比較的早い時期、二、三歳ころから認められ、その後長期間続くということが特徴です。

ここで大切なことは、診察室での行動観察だけでは、ときに本当の特徴を示せ（さ）ない子どもたちがいるということです。非常に緊張していたり、あるいはたまたま風邪を引いて体調を崩してしまっていたりして本来の元気さがないときや、ごく短時間の診察時間しかとれなかったときなど、です。そのため場面を変えて、何度か時間をかけて見続け、養育者や関係者からの情報を十分に聴取することが重要になります。

①多動性

多動性、落ちつきがないという行動は、決まって議論となるところです。一般に子どもは幼いときほど多動で落ちつきがありません。私も、何度か幼稚園や保育園に訪問した際に、子どもたち全員が多動な子どもに見えたほどです。現場の先生方は口をそろえていいます。「この年齢では、みんな多動です」

しかし、何度か、あるいは多くの子どもたちを見ていくことで、ＡＤＨＤのある子どもたちは、診断基準にあるように、状況無関係に多動さを示し、また経験の積み重ねを時間をかけてたくさんしても、あまり改善されていかないということに気づきました。

ともかくその子どもを見ること、何度も何度も場面を変えながら見続けることです。そして、身近にずっと見てきた養育者や担当者からの情報をできるだけ先入観を持たずに聞き、もう一度見ることでしょう。

診断基準からすると、複数の状況下で症状が認められることが条件になっていますが、「状況によって左右される程度の多動」というのも存在します。(2)

一方で、ＡＤＨＤのある子どもたちすべてが多動ではないということにも注意しておくべきです。多動イコールＡＤＨＤではなく、多動が目立たないＡＤＨＤのある子どももいます。

●養育者の声

「今日はどうしたんでしょう？　いつもはもっと落ちつかないのですが、緊張しているんですかね？」という養育者の言葉。

診察室という「非日常的な環境」をいつもと違うと察知する子どもたちがいます。それでも、一時間も見ていると、次第に診察室を何度も出入りするようになります。「ようやく、いつもの調子が出てきました」これも、よく聞く養育者の言葉です。

②不注意

●養育者の声

「聞いているのか、いないのか。うちの子はいつもぼーっとしているんですよ」

これも養育者からときどき聞かれる言葉です。

＊　　＊

こうした「上の空の子ども」もときどき見かけます。注意集中が下手で、一定時間、人の言うことが聞けなかったり、何かに集中し続けることができないことを指します。これも多動性と同様に、幼い子どもほど注意集中が悪いのは、ある程度当たり前です。しかも、子ども心に何かしら心配事があれば、今、目の前のことに気持ちが集中しないことはよくあることです。養育者が病気になった、友だちとけんかした、さっきひどく叱られた、明日から楽しい旅行が待っている、といった事柄は、子どもにとって一大事です。こうした状況に置かれたとき、多くの子どもは上の空になっていて、うっかりしたミスをくり返したりします。そのため、六カ月以上の長きにわたって持続するという条件が重要となります。

一方で、ＡＤＨＤのある子どもたちは、とても長い時間注意集中する姿を見せてくれます。テレビゲームのような好きなことには、養育者たちがあきれるほど熱中します。

●養育者の声

「うちの子、はまれば強いんですよ！」「ときどき、この道で食っていければなんて思うほど、いい味だすんですよね」

これも、養育者（こうした発言はどちらかというと父親に多いのですが）からよく聞く言葉です。

③衝動性

これは、何かある行動欲求がわいたときに、結果に対する予測、考え、意志などなしに、ただちに行動を起こしてしまい、危険な行動を示すことが少なくないというもので、「とてもせっかち」ということです。待てない、考える前に行動しているように見られてしまう、といった状態です。私たちは衝動性という言葉から、突然危害を加えるという行為を想像しますが、どうも適切な言葉でないように思います。

注意があちこちに散ることで、多くの気になる事柄が目につきます。次にその目についたこと、気づいたことや思い出したことなどから、即座に行動に移してしまう。「ブレーキがかけられない」ために、周囲から見ると突然の行為となるのです。

このように、多動性、衝動性の問題と不注意は、考えてから行動していない、行動してから考える、あるいは考えないで行動してしまうように、私たちには見られます。

●Lくん

ある保育所の運動会で、いつもちょろちょろして、落ちつかないLくんが登場してきました。種目は借り物競走です。よーいどんで走ってすぐにカードをひろい、そこに書いてあるものをつかんでゴールに走っていく、というルールです。

Lくんの出番、ピストルの音とともにLくんはカードを拾い、ゴールまで駆け抜けました。しかし、手には持つべき「帽子」がありません。カードだけが握られていました。

Lくんは本当に速かった、でも途中一度もカードを見ることなく駆け抜けていったのです。

＊　　＊

本来私たちは、何事にも即座に反応するのでなく、一度頭の中で調整してから行動に移すという過程を持っています。この調整能力は「実行機能」ともいわれていますが、その実行機能が作動してから行動に移るので、時間的に遅れが認められるのです。これを「反応遅延」と呼びますが、最近バークレーは、ADHDの中心的な障害を実行機能がきちんと作動せず、その結果の「反応遅延の障害」とし、衝動性、多動性はその派生であると考えました(3)。

小学校時代、あちこちの廊下に「廊下は走らない！」と書いてあったのを思い出します。行動にすぐ移りやすい事柄は何度も何度も注意警告する必要があったのです。

以前、尊敬する先生から「アメリカでは、教室に『STOP！ THINKING！ ACTION！』と書いてあるのよ」と教わりました。「まず立ち止まり、よく考え、それから行動しよう！」ということに注意させるよい方法だと感心しました。

この三つの中心症状のほかに、ＡＤＨＤに関連したいくつかの症状を説明します。

④おこりっぽさ

ＡＤＨＤのある子どもたちは、自分のしたいことが止められたり邪魔されたりすると、腹を立てたり、かんしゃくを起こしてしまいます。これは特に集団場面で生じやすく、幼いときには怒りが即座に「つきとばし」や「かみつき」という行為として表現されたり、ときに（どちらかというとＡＤＨＤのある女児に多く見られますが）有無をも言わせぬ攻撃的な言葉を機関銃のように相手に浴びせかけるため、仲間はずれにされたり無視されるようになります。するとこれが本人にとっておもしろくなく上記のやりとりが繰り返される、という悪循環になります。

⑤学習障害・学習不振

ＡＤＨＤのある子どもたちは、知的に遅れがないのに、学習の得手・不得手に大きなばらつきがみられることがあります。

ひどく不器用だったり、根気が続かず中途半端になってしまったり、そそっかしい失敗やふざけたり、はしゃいだりして、結局学習が身につかないことが理由となる場合もありますし、後述する「いわゆる学習障害」が一緒にみられる場合もあります。

⑥二次的な問題

特に私が重要な問題と考えている点は、ＡＤＨＤのある子どもたちによくみられる、抑うつ、孤立感、劣等感といった情緒的問題と、反抗的な口論や乱暴な行為、あるいは頻回な嘘や万引きといった行動上の問題です。そしてこうした情緒・行動上の問題が子どもたちに不登校やいじめ体験などを生じさせ、悪循環のように繰り返されます。私は、この背景に、「自尊心の傷つき」や「低い自己評価」が潜んでいると思っています。

●Ｍくん

両親と一緒に外来を訪れた小学三年生の男の子Ｍくんは、本州から夏休みを利用して、おばあちゃんのいる北海道に来ました。親よりも先に子ども一人で来た男の子に「えらいね」と声かけすると、「そんなことない。僕はいつも学校でだめな奴と言われている」と表情を曇らせます。「そうかな、だめな奴は一人で飛行機に乗って、北海道に来れないよ」と、こっちも少し意地になって言い張ります。「君のよいところが、みんなまだ、わからないんだよ」と。

その後、保育士と一緒に別室で集中して学習していた彼は、一〇〇点と大きく書かれた答案用紙を持って来ました。Ｍくんは顔を輝かせながら、その答案用紙を診察室にいる養育者に誇らしげに

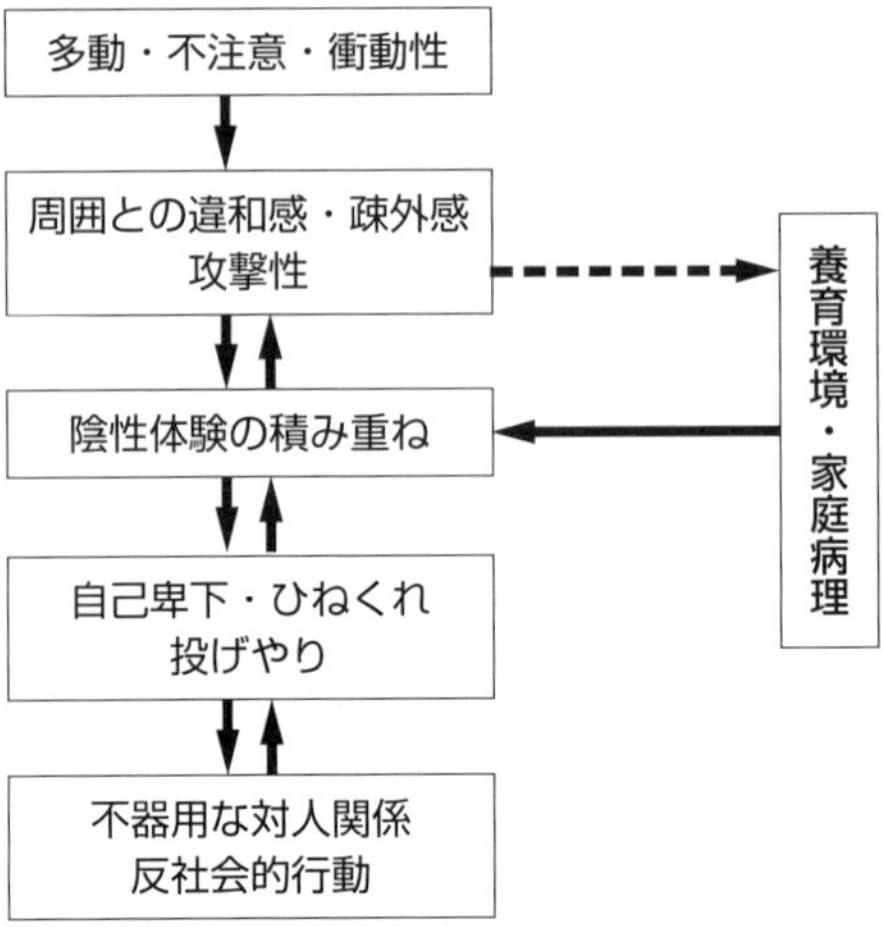

図 3　ADHD における情緒障害の成り立ち（田中，毛利，1995）[4]

見せました。「ぼく、はじめて一〇〇点とれた！」と。私は、診察室に用意してある小さな表彰状に彼の名と「今日のMちゃんは、お勉強がよくできました」と書き加え、手渡しました。

帰り際、Mくんは養育者に、「家に帰りたくないな、またここに来れるかな？」と話しながら帰っていきました。

非日常の診察室で行われた、ちょっとしたやりとりが、Mくんにとってわずかな自信になってくれればと、願っています。

＊　　＊

一九九五年に、われわれは三三例のADHDのある子どもたちを対象にして、子どもの情緒的問題を検討しました。[4] われわれは、ADHDのある子どもたちにおける多くの情緒的問題は、子ども側の器質的要因と、両親の養育態度を代表とした

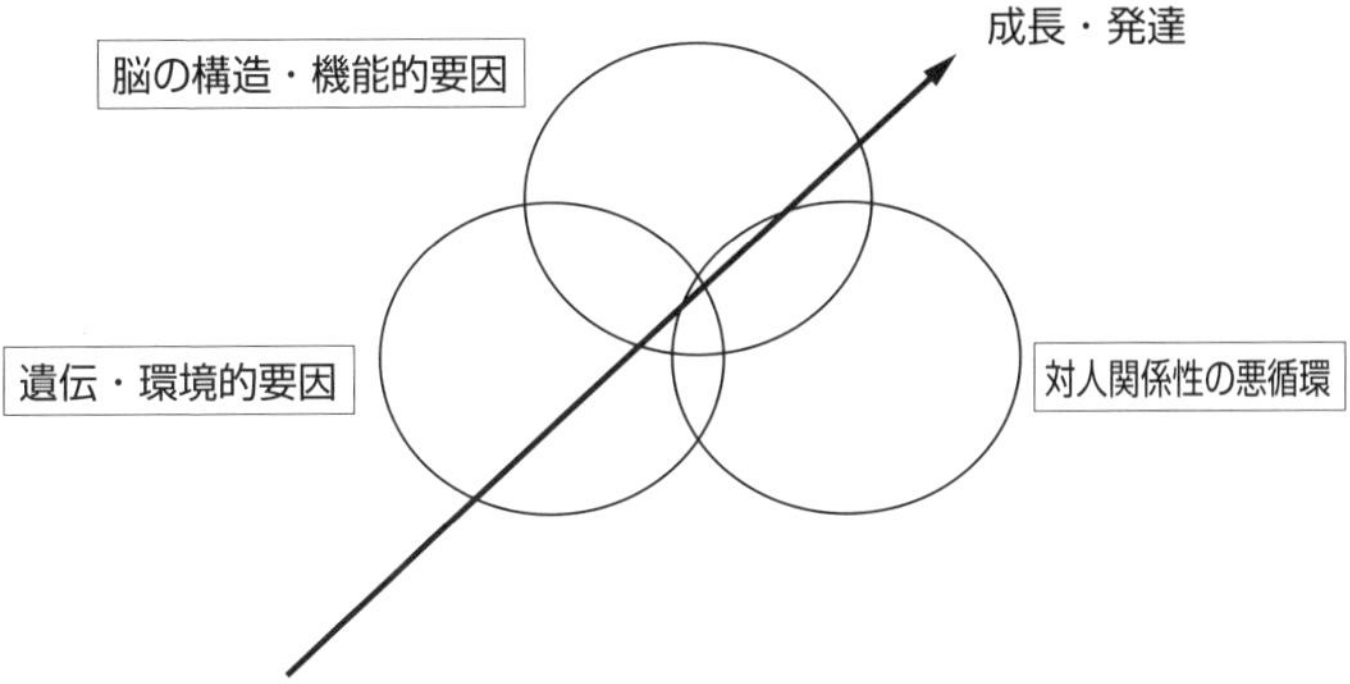

図4　重なり合う原因

環境的要因から形成される部分があり、この両者が悪循環的に展開されると、当時考察しました（図3）。

二、原因

現在ADHDの原因は、まず第一に脳の構造・機能的要因が挙げられ、そこになんらかの遺伝・環境的要素が絡み合い、こうした傾向のある子どもとの早期からの関わりにくさから、双方的に生じる周囲との対人関係性の悪循環などが複雑に絡み合っていると考えられています[5,6]（図4）。

①脳の構造・機能的要因

現在もっとも支持されているのは、前述したようにADHDは、自己抑制あるいは自己コントロールする実行機能不全からの反応遅延の障害であるという考え[7]で、その原因として実行機能を司る背外側前頭前野皮質―尾状核―淡蒼球―視床という脳の神経回路に問題があるという説(8)です。この神経回路にはドーパミンという神経伝達物質が関与していることがわかりました。これまでも中枢神経刺激剤が脳の神経伝達物質のドーパミンとノルエピネフリンを増加させるという研究があり、現在こうした神経伝達物質との関係が議論されています。

しかし、そもそもなぜこのような脳の問題が生じるのか？ということになると、不明な点が少なくありません。次に述べる遺伝的関係や、胎生期の発達異常から脳形成の大勢が固まる生後二年ほどに生じる栄養障害、外傷、感染などさまざまな環境状況による影響が考えられますが、一方でこうした微細な原因が必ずしもＡＤＨＤを生み出すとはいえないということも、強調しておくべきです。

②遺伝・環境的要因

臨床的には、ＡＤＨＤのある子どもの父親は子ども時代に似たような行動をとっていた、ＡＤＨＤのある子どものきょうだいにも同じような特徴がある、といったことを見聞きすることは少なくありません。

これまでの諸外国の報告でも、「家族内、特にきょうだいにＡＤＨＤ傾向を認める可能性が高い」「双生児研究では、一方がＡＤＨＤがあるとき、もう一方にもＡＤＨＤがある確率は対照群に比べ高く、特に一卵性双生児に著しい」「養育者にＡＤＨＤがあるとき、子どもにもＡＤＨＤを認めやすい」などといった見解[9]があるようです。

しかし、今のところＡＤＨＤにおける遺伝的メカニズムは「障害のもちやすさ」が遺伝していると考えられており、複数の遺伝子と環境要因の相互作用が絡む多因子遺伝という考え方が支持されています。

環境要因というものは、前述したように、低体重出生や新生児仮死、重症黄疸などの周産期異常、脳炎や頭部外傷の後遺症、極端な栄養異常など、出生早期に脳の機能障害をもたらす可能性のある状況を指します。また、アルコール乱用傾向のある母親から生まれる子どもは、胎児性アルコール症候群を発症する場合があり、初期の脳神経系の発達に問題が生じやすいと言われています。

③対人関係性の悪循環

われわれが一九九五年に調査したときは、「ＡＤＨＤのある子どもたちにおける多くの情緒的問題は、子ども側の器質的要因と、両親の養育態度を代表とした環境的要因から形成される部分があり、この両者が悪循環的に展開される」と考察しました（図３参照）。

私はその後、たくさんのＡＤＨＤのある子どもとその養育者と出会うなかで、現在認められている対人関係性の悪循環は、「対応困難な育児のなかで、すべてをやり尽くした末」に生じたという視点に立っています。

杉山[10]は、「自閉症児の母親は、キビキビとメリハリのきいた言い方をし、ダウン症候群の母親のものの言い方は優しくやわらかく」、こうした子どもへの関わりの違いは「子どもにもっとも良くとおる言い方を重ねるうちに定着した」言い方であると述べています。

では、ＡＤＨＤのある子どもにもっとも良くとおる言い方とはなんでしょうか?

こうした視点で考えてみると、ＡＤＨＤのあるわが子に対して、あらゆる方法をやり尽くした母親が疲れた表情で距離を大きくとって眺めている姿や、髪振り乱して追いかけているうちに、ついつい大声で怒鳴ってしまう、たたいてしまうことは、とりあえず「もっとよい方法が見つからないなかでの最善の結論」であると考えられます。

養育者だけでなく、保育・教育関係者にとっても、こうした関係性の悪循環は生じやすいわけですが、そうした「(とりあえずの)最善の結論」が、子どもたちをどんどんと追いつめ、「自尊心の傷つき」や「低い自己評価」を招いてしまっている可能性の存在を、無視するわけにはいきません。

●Nちゃん

ある地域での保育相談で、ＡＤＨＤのあるＮちゃんの話になりました。幼稚園年中児のＮちゃんはとても人なつこく、落ちつきがありません。学習発表会の練習では持ち前の積極性で全員のせりふを覚えてしまいます。それだけでなく、相手がしゃべる前に相手のせりふを話してしまうので、担当の先生はとても困ってしまいます。

「それで、できるだけ『せりふ』の少ない場面に登場させるのですが、今度は本番で観客に手を振り続けてしまいます」

せりふ覚えはとても優秀で、物怖じしないNちゃん。でも、あちこちに目が向いてしまい、本番でも評価されることが少ないNちゃん。

「この集中力が勉強に向いてくれたら…」よく養育者は外来で話していきます。「好きこそものの上手なれ、ですから、これもひとつの能力です。こうした集中力がみんなに認められる場面を作ってあげたいですね」いつか保育士さんへ届いたらという思いで、おかあさんと話し続けます。

＊　＊

ADHDのある子どもに対して、安定した環境を用意することは、とても大変なことです。「関係性は常に悪循環に陥りやすい」ということを私たちは充分理解しておくべきでしょう。

このようにADHDの原因は、脳の構造・機能的要因に遺伝的要素が絡み合い、関わりにくさからの環境的悪循環が修飾すると考えることができます。しかし、まだ決定的な結論は得られていません。

私は、脳の微細な障害を強調した短絡的な意味づけや、何が悪い、誰が悪い、誰のせい、何のせいという感情的な「犯人探し」にだけは陥らないでほしいと思っています。今大切なことは原因追及ではなく、今、目の前にある「周囲のすべてを追いつめる問題」に対して、「(とりあえずの)最善の結論」を捨てて、「具体的な対応策」を見つけだすことです。そのためには、関係者全員が束になって子どもと養育者を支えるために、手をつなぎあわせなければなりません。

三、疫学

こうしたADHDのある子どもたちは、全体でどの程度いるのでしょうか? これは調査した国や地域、診断基準などで異なると言われていますが、おおよそアメリカでは三~五%程度、イギリスでは一・七%程度と言われています。日本ではきちんとした調査はなされていませんが、おおよそ二%前後と考えている専門家たちが少なくありません。

次に性差ですが、これも多くは男児が女児の三~五倍程度と言われています。しかし、そもそも女児にあるADHDは見つけにくいという指摘もあります。ADHDのある女児は過少診断、あるいはかなり遅れて診断されていると主張する臨床家もいます。ADHDのある女児は、攻撃的で反抗的なところがADHDのある男児に比べ少ないのですが、非常におしゃべりで、どちらかというと情緒不安的で、内気で恥ずかしがりや、また日中眠たそうにしていて、「心ここにあらず」といった態度が見られることが多いと、言われています。ADHDのある女児の特徴の詳細は、付録

3[11]に示してあります。男児が行動的に外へ外へと向かうのに対して、女児は内へ内へといった情緒的な面に重点がおかれているようです。

ＡＤＨＤのある男児と比べてやや異なる面のあるＡＤＨＤの女児について、今後、さらに調査・検討が必要になると思われます。

なお、ＡＤＨＤのあるおとなは、男性が女性の二倍程度と言われています。

●Ｏちゃん

小学校三年生の女児Ｏちゃんが、お母さんと一緒に外来に来ました。「この子は、いつも授業中にぼんやりしていると言われます。先生の話も聞いていないようです。あと、ともかく忘れ物が多いんです」と、母親が話すそばから、Ｏちゃんは全く悪びれずに、「だって、おもしろくないんだもん！」と口を挟みます。

Ｏちゃんの心配な面をしばらくお母さんが語り続けている間、Ｏちゃんはニコニコと私の方を見ながらも、手持ちぶさたにしていました。

お母さんの話が一通り終わったので、「今度はＯちゃんの番だよ」と伝えると、学校のこと、友だちのこと、先生のこと、おうちのことを行きつ戻りつしながら、あたかも旧知の仲のように私に話し始めます。「…だから私はＰちゃんに言ってやったんだ、いいかげんにしなって、先生もそう思うでしょ？…でね、うちのお父さんったら、いつもお酒を飲むとうるさいんだよ、昨日も宿題したのか？と何度もいうし、ほんとに頭にきちゃう…そうそう本当はね、あっ、言っていいのかな、まあいいか、本当はね、うちのお母さん、お父さんと結婚する予定ではなかったんだって、ねっ、お母さん、そうだよね。あとね、Q先生さ、あの先生は本当にひどいよ、いつもPちゃんばっかり誉めて、私のことは誉めてくれないんだよ…」

Oちゃんの話はなかなか止まりません。隣でお母さんが赤面したり、あきれたりしながら聞いています。Oちゃんはだんだんと声の調子も甲高くなり大声になってきます。

「それで問題は、Oちゃんがどうしたら楽しくお勉強ができて、忘れ物をしなくなるかだね」ようやく私は口を挟むことができました。

四、関連する障害・鑑別する障害

ＡＤＨＤ的な行動を示す子どもは至る所にいます。幼稚園や保育所に行くとほとんどの子どもたちはＡＤＨＤがあるように見えてしまいますし、あるとき、ある小学校で授業見学させていただいたときには、本当にクラスのほとんどの男児生徒にＡＤＨＤがあると思えたほどでした。

もちろん、時間をかけてじっくりと見続けていけばその微妙な違いもわかってきます。

ここでは、ＡＤＨＤに関連する、あるいは鑑別するべき事柄について、症例をあげながら話をしていきたいと思います。

①元気な子ども

最近のＡＤＨＤブームで一番割に合わない目にあっているように思われます。子どもは元来、動きが多く、長い時間はじっとしていられないものです。いつも静かにおとなしくしている方が、むしろ不思議なくらいです。遊びも次から次へと移ろい、熱中しているかと思ったら、すぐに飽きて、別のことを始めるものです。これは、むしろ元気で活発な、健康的な子どもの特徴でもあります。

そのため、「問題になる多動とはなにか？」という視点で、子どもを見つめる必要があります。参考になるのは、同じ年頃の子どもとの比較です。そのためにも養育者と関係者の情報交換はとても大切です。また、行動の中身の点検も重要です。ＡＤＨＤがあると言われる子どもたちの行動には、一貫性やまとまりが認められないのが普通です。ＡＤＨＤのある子どもの場合、ある行動から別な行動へ移るとき、周りの者が理解しにくく、納得しにくいことが少なくありません。少なくともこうした周囲からの情報や、その行動に心がついていけるかどうかなどに気をつけたいものです。

一方で、ただ単純にとても元気な子どもに、養育者をはじめ周囲のおとなたちがうんざりすることもあります。周囲が子どもの行動に対して、許容しにくい雰囲気があると、こうした子どもたちはＡＤＨＤがあると判断されてしまいます。

●Ｒくんと母親

「ＡＤＨＤの本を読んでみたんです。すると、すべてぴったりと当てはまるんです。ウチの子どもは間違いなくＡＤＨＤだったんだって思って。それで、きちんと診断してもらおうと思って来ました」

車で四時間もかけて来たという母親が、小学二年生の男の子、Ｒくんを連れて外来を受診しました。Ｒくんは、とても緊張した面もちでじっと座って母親の話を聞いています。待合室で待っているときもこの子どもは、黙ってじっと座って待っていました。けっこう騒がしい外来待合室でも、特に落ちつかなくなることもなく、本を読み、テレビを見たりして数時間という待ち時間を過ごしていました。

「今日は、いつもより元気がないのでしょうか？」私がそう尋ねると、母親は「いえ、いつもこんな調子です」と答えます。

「では、お母さんが心配なところを教えてください」

「まず、ときどき忘れ物をします。あと、ときどき友だちと喧嘩をしてきます。テレビを見ているときに読んでも答えないときがあります。あとは…」

「では、小さいときの様子を教えてください」

話を聞くと運動面、言葉の面での遅れはなく、歩き始めてからもひとときもじっとしていないという様子はなかったようです。よく知ったおとなたちの間ではときに調子に乗ってはしゃぐことはあっても、知らないところでは逆に緊張してしまうといいます。

私は、できるだけ不思議そうな顔をしてお母さんに「どの辺でこの子はADHDではないかと思ったのですか?」と尋ねてみました。

「やっぱり違いますか?　本を読んでいたらウチの子にそっくり、と思ってしまい、気になって気になって、すると、すべての行動がADHDのように見えてしまって、やっぱり違いますよね?」

＊　　＊

もちろん、すべてが養育者の心配のしすぎというわけではありません。むしろ周りから子育てやしつけの失敗という評価で苦しんでいる養育者の方が圧倒的に多いと思います。

実際に私の外来は、単科精神病院の児童外来という性質上からか、「気軽に受診」という雰囲気が少ないため、こうした「元気な子ども」は、年に二、三人しか受診しません。それでも、養育者の行き過ぎた心配をきちんと取り除くことは必要ですから、ときには時間をかけて相談にのり、さらに詳しく説明する場合もあります。

②状況に応じて落ちつかない子ども

次に問題になるのは、家や学校など、特定の場所に限定して「落ちつかなくなる子ども」です。イギリスでは「状況依存的多動」などと呼ぶようですが、こうした子どもはどのように考えるべきでしょうか？　診断基準では、広汎性あるいは二カ所以上で見られる行動という但し書きがありますから、正確にはＡＤＨＤと診断すべきではないのかもしれません。

しかし、私はこうした子どもが外来に相談に見えたときは、最も穏やかなＡＤＨＤがある可能性をまず疑います。軽症のＡＤＨＤのある子どもたちが家庭であまり目立たず、幼稚園や保育所に入園したとたん、その多動性に養育者自身が驚き、外来を受診される場合が少なくありません。こうした子どもたちは、実は家庭で上手に関わられており、問題視されないまま経過している場合があります。

逆にいうと、ＡＤＨＤのある子どもたちは、こうした関わり方や環境の変化で「良くも悪くもなる可能性がある」と言えます。

次によくあるのは、学校で急に騒々しくなったが家では相変わらずおとなしいとか、その逆のパターンです。七歳以前から六カ月以上続くという診断基準の但し書きでは、こうした子どもたちにはＡＤＨＤがないということになります。こうした場合は、子どもが過剰におとなしくしていないといけない環境にいるのではないかと疑い、学校生活で非常に追いつめられていないか？　家庭での養育になんらかの不適切な状況がないか？などを探ってみる必要があります。

●Sくん

学校で全く落ちつかず、先生の注意に顔色を変えてくってかかり、二階の窓から飛び降りようとしたということで、小学四年生のSくんが母親と一緒に外来に来ました。こうした行動は小学三年生の後半からちらほら認められていたようです。

外来では、Sくんはなにやら最初からおもしろくないといった表情でしたが、話をしていくと「誰もわかってくれていないじゃないか！」と泣き始めました。

母親の話では、Sくんの父親は、Sくんが生まれる前から、なにかおもしろくないと母親に暴力をふるい、Sくんが生まれてからはSくんの目の前でも母親に手を挙げたり、ときにはSくんにも大声で怒鳴ることがあったようです。家ではSくんはおとなしく振る舞い、これまで一度も養育者に反発したことはないと言います。

私は、自己主張する時期にさしかかり、それでも家では安心して行動がとれないSくんが、学校で極端な行動に走っている可能性があることを話しました。

その後も続くSくんの学校での行為に対して、父親が「自分を見ているようで恥ずかしい」と気づきはじめ、休みの日に一緒に遊んだり、家での暴言を控えるようになって、Sくんの問題行動は収まりました。その後しばらく不登校が続きましたが、父親が「自分は確かに、少しこの子にきつく当たってきたように思います。この子が何を言いたいのか？　これから少し時間をかけて見ていきたいと思います」とSくんに向き合うようになり、通院は終了しました。

＊　　＊

虐待や不適切な関わり（マルトリートメント）に置かれている子どもたちが、ADHDのある子どもと見誤らせてしまう場合もあり、注意が必要です。

③反抗挑戦性障害・行為障害

反抗挑戦性障害と行為障害の診断基準は付録4、5、6、7に示したとおりですが[12,13]、現在これらはADHDとのなんらかの関係性が指摘されています。また、児童虐待との関係も深いと言われています。

これまでの研究から、反抗挑戦性障害と行為障害は、図5のように子どもにある生物学的特徴と、養育を中心とした環境的要因と、時代における文化的要因が複雑に絡み合うなかで形成されると考えられています[14]。

子どもにある特徴（生物学的要因）

	反抗挑戦性障害	行為障害
遺伝性	不明	双生児研究で一卵性に高い出現率 多因子疾患の疑い
器質性		脆弱な自律神経系 神経伝達物質システムの異常 側頭葉・前頭葉機能不全
気質性	扱いにくい子ども（difficult child）	
関連する既往症	頭部外傷 慢性的な身体疾患	
併存障害	行為障害	
	注意欠陥多動性障害 適応障害としての抑うつ状態 気分障害 不安障害 DBD マーチ 反社会的人格障害	

養育を中心とした生活状況（環境的要因）

反抗挑戦性障害	行為障害
困難な愛着成立 過干渉・首尾一貫しないあるいは厳しすぎる養育	養育に無関心あるいは虐待の存在 養育者の精神的問題 （知的障害，うつ病，薬物濫用，反社会的人格障害など） 安らぎのない家庭 （養育者の絶え間ない対立や離婚）
養育との因果関係は不明確で結びつける確証はないという意見もある．	経済的不安，貧困生活 養育者による子どもへの社会化の強化不足 （乏しい関わり，モデル的要素の低さなど）

反抗挑戦性障害
行為障害

文化的要因
社会的モラルの崩壊
罪悪感なき世代の誕生

図 5　反抗挑戦性障害と行為障害の要因

●T子ちゃん

周産期・出生時には特に問題なく、歩き始めは一歳くらいで言葉の遅れもなかった小学校三年生のT子ちゃん。小学校入学直後から、家族、特に母親に反抗的になり、食事中おもしろくないといっては茶碗を投げ割ったり、母親が朝起こそうと声をかけると怒りだす。母親にトランプや鬼ごっごをしてほしいと頼みながら、母親が遊んであげると怒りだし、断っても怒る。これを三年間ずっと続けている、ということで外来を受診しました。

初診時、母親はT子ちゃんに対し、幼少時から姉と違っての難しさを感じ、関わりを避けてきたこと、また、幼稚園に行っていなかったためや、小学一年生になっても夜尿や爪咬みが続いていたことから、なんとなく幼い子どもと思っていたということを話されました。

反抗挑戦性障害と診断し、箱庭や描画を用いた個人精神療法と母親のカウンセリングを行い、三カ月程してからは、家での著しい反抗が減少し、逆に親に添い寝を求めるようになりました。六カ月を過ぎた頃からは「学校が楽しい、友だちもできた」と言い、約一年で治療を終えることができました。

T子ちゃんは、母親に対して思ったような反応が返せない、いわゆる「扱いにくい子ども」で、乳幼児期から母子間での愛着形成が困難な子どもだったのでしょう。そんなT子ちゃんが、就学後、集団生活に馴染めず、学校での孤立感や自己不全感いっぱいになり、それを解消するために、家庭内で母親をターゲットに暴力的、反抗的態度を示していたと思われます。

●Uくん

小学五年生の男の子Uくんは、父親を早くに亡くし、脳腫瘍の手術を受けた母親と母方祖父母の四人で生活していました。

Uくんは、初期の運動発達に問題なく、言葉も早く、小学二年生までピアノを習っていました。母親の話では、三年生まではとても素直で問題を全く感じなかったといいますが、その後、テレビゲームに熱中してから友人の家に遅くまで上がり込み、ときに母親が注意しても夜遅くまで帰ってこなくなったといいます。四年生からは上がり込んだ友人の家から金品を取ってしまったり、ひどい怪我をして帰ってきたりすることが目立ちはじめ、五年生になると入院した祖母の病室に入り浸るようになりました。母親は児童相談所に相談し、児童相談所からの紹介で当院児童外来を受診しました。

受診時、小柄でやせているUくんは、母親の顔色をうかがいながら瞬きチックを頻回に示しました。個人面接で、Uくんは、嘘や窃盗、母親との約束を守らずに家を空けたり、遅くまで帰宅しないことを認めましたが、一方で母親が突然怒りだす、家から閉め出す、理由もなく叩くということも話しました。

Uくんの行為障害の背景に、母親からの身体的・心理的虐待の存在が疑われたため、児童相談所と検討し、母親を説得しながら児童相談所への一時保護や児童病棟への入院を繰り返し、患児の行動観察と共に母親のカウンセリングを行いました。一年半ほどで結局治療は中断しましたが、入院中に母親からの虐待を受けていた他の患者と友情が芽生えていました。その後Uくんは、学校関係者の理解により、学校生活を順調に過ごしました。三年ぶりに外来に来たUくんには、チックが消え、背は伸び、たくましさも増していました。虐待を心配する治療者に「今は俺の方が強いから」と少し照れながら語り、入院中の友人へ誕生日のプレゼントを置いて帰っていきました。診断的には小児期発症型の行為障害の基準を満たしていますが、実際には実母からの身体・心理的虐待を受けながら、たくましく立ち直った男の子の物語です。

●Vくん

高校一年になって二カ月後、担任と母親に連れられて受診した男児Vくん。問題は、「学校で喫煙、恐喝を停学になっても繰り返し、授業中はまったく学習準備をしない」ということでした。

本人と家族からの話では、初期発達に遅れはありませんが、幼少時からひどく多動でデパートなどではよく迷子になり、保育所時代から集団に馴染めず、小学入学後も教室から飛び出すことが多く、ときに授業中に机に立って踊り出すということもありました。また小学高学年では、石投げしては走っている車に当ててしまい、授業は注意・集中を欠き、先生の話を聴かないため、先生の方から学習準備をしなくてよいと言われたほどです。中学進学後も、万引きグループに誘われては一人だけ捕まることが少なくありませんでした。

初診時にも、Vくんは緊張を欠き、まったく物怖じしません。診断は、これまでの経過と心理発達検査より、ADHDから行為障害へ進展したものと考えられました。

結局、Vくんは高校は退学しましたが、その後もさまざまな問題を起こしてしまい、先々の心配は絶えません。

Vくんは、幼少時期からADHDの特徴が認められながら、適切な支援が得られず、周囲に正しく気づかれないまま、行為障害に発展してしまったのです。

●Wくん

公務員の父と専業主婦の母を持つ高校一年生のWくん。発達に特記すべきことはなく、小学三年生から中学三年生のときまで父親と一緒にモトクロスバイクに乗っていました。

中学時代からなんとなくむしゃくしゃしていましたが、特に問題を起こすことなく、高校に進学しました。

高校入学後から、母親の些細な言葉に反発し、自室の壁にパンチをしては何カ所も穴をあけるようになりました。入学一カ月後には、目が合ったということだけで同級生を殴る、蹴るといった暴力で何度か停学処分となり、同時に家を無断で空け、友人宅を泊まり歩くようにもなりました。一向にイライラが収まらず、その年の秋に児童外来を受診しました。

Wくんは、「受診はあまり気乗りしないが児童相談所よりはましだと思って」と、正直に語りながら、はにかんだ笑顔を見せます。今はともかくおとなの干渉が腹立つ、一人暮らしがしたい、学校を辞めたいというので、私が「そうしたら」というと言葉を詰まらせます。そこで、しばらく外来通院しながら考えようと勧め、外来治療を開始しました。

面接では、自分の気持ちを表現する言葉が見つからないかのようなもどかしさを示し、それでも、まめに通院しては学校のことや家庭のことを話していきます。素行は全く変わらず、ときに自室で飲酒したりガスライターを吸引したり、怠学します。治療者はその都度学校側と交渉し、退学だけはさせないようにお願いし、本人にも退学は損だから何とか卒業を目標にしようと伝え続けました。高校三年生の夏休みあけに「夏休みにヒッチハイクをした。旅先でおとなの優しさを知り、おとなが信頼できるとわかった」「人のためになる仕事がしたい。周囲に流されずに決めたい」と語り、自ら治療を終了しました。半年後、養育者から無事卒業したという電話が入りました。

Wくんは、発達上問題なく、十四歳前後から顕在化した、青年期発症型の行為障害です。いわゆる思春期危機まっただなかの一時期の戸惑い反応といえましょう。「暴走する青年」ですが、止まり方も知っていたということでしょう。

＊　　　＊

最近は多動の目立つＡＤＨＤのある子どもが、反抗挑戦性障害を経て、行為障害へ変遷し、反社会的人格障害へと発展することが注目され、ＤＢＤマーチと呼ばれるようになっています[15]。また、多動のないＡＤＨＤ（すなわちＡＤＤ）では、気分障害との関連も指摘されています[16]。

④情緒障害・精神障害

不安や躁状態、うつ状態にあるとき、多くの子どもは落ちつかず、注意集中も悪く、周囲の話が聞けません。あるいは、単純な心配事、養育者が喧嘩をしたあととか、とても楽しみにしている行事が控えているとき、子どもたちは落ちつかず、注意集中が悪くなります。心配事がなかなか消えずにあると、ときに夜の眠りも不十分になり、さらに落ちつかなくなります。

精神分裂病という青年期に好発する精神障害も、ときに小学校高学年から認められることがありますが、その始まりのときにはイライラして落ちつかなくなり、家を飛び出すようなこともあります。

こうした症状は、きちんと診察すると、その鑑別はそれほど難しくはありません。

ただ、ＡＤＨＤがあるために周囲から受け入れられず、いじめにあったり、自尊心が傷つけられたりしている場合、子どもたちはうつ的になったり、被害的な思いを持つようになったりもします。その場合は、ＡＤＨＤがあるために引き起こされた二次的情緒障害と判断し、ＡＤＨＤとともに治療するべきです。

⑤アレルギー

アレルギー性緊張疲労症候群（allergic-tension-fatigue syndrome）[17]という名称があります。これは、非常に疲れていると言いながらも落ちつかない行動をするため、ＡＤＨＤとよく似ています。脳のアレルギー反応がＡＤＨＤ様症状をつくると言われているようです。発生学的に、脳と皮膚は外胚葉性由来と同じ起源ですから、皮膚にアレルギー反応が生じるのであれば、脳に生じても不思議ではないという発想なのでしょうか？　実際に「頭がむずむずして困る」と表現する子どもたちがいます。

確かに診察場面では、ＡＤＨＤのある子どもたちに、食事アレルギー反応やアトピー性皮膚炎などのある場合が少なくないような印象をもちます。しかし、いまのところアレルギーがＡＤＨＤの原因であるという証拠はありません。

アレルギー、あるいは夜間のかゆみのために、不眠傾向を示したり、アレルギーの治療として服用する薬物が眠気を催し、そのため、判断力や注意力を落とすこともあります。

⑥チック

ＡＤＨＤのある子どもたちとよく間違われやすいのに、トゥレット障害があります。これは、声を出しさらに体をせっかちに動かすという行動から診断が誤られやすいようですが、いわゆるチックという、不随意運動です。また、臨床的にはＡＤＨＤのある子どもに比較的よくみられる症状でもあります。これまでＡＤＨＤの治療薬であるリタリンが、チックを誘発させるという報告がありました。しかし、実際には服薬前からチックを示しているＡＤＨＤのある子どもと出会うことが少なくありません。いまのところ私は、リタリンを使用してチックが悪化した子どもと出会っていません。

⑦広汎性発達障害（PDD：Pervasive Developmental Disorder）

基本的には、無目的な多動、興味の偏在、固執・執着、記憶力のよさなどで鑑別可能と言われていますが、幼少時期であればあるほどその鑑別が難しい場合があります（診断基準に関しては付録8、9を参照）。特に知的障害を伴わない自閉症やアスペルガー障害（付録10、11）、特定不能の広汎性発達障害といった高機能広汎性発達障害（ＨＦＰＤＤ：High Functioning Pervasive Developmental Disorder）や、とても多動な高機能広汎性発達障害との鑑別は困難で、診断する側の基準によってはさまざまな名称がつくというのが現状ではないでしょうか。なお、ここで述べている「高機能」という定義は、広義にはＩＱ七〇以上、狭義には八五以上を指しています。

また、最近はＡＤＨＤという名称が有名になったせいか、診断困難な高機能広汎性発達障害のある子どもの養育者が、「うちの子どもには、ＡＤＨＤがあるのではないか?」という訴えで受診してくることもあります。

●Ｘくん

幼少時に児童相談所から一度自閉症と言われて、以後関係機関を利用しなくなったＸくんとお母さんが、中学進学を目前に受診されました。主訴は「ＡＤＨＤではないだろうか?」ということです。

最近のＡＤＨＤの浸透度から、こうした訴えで受診されるＰＤＤの子どもたちは少なくありません。

私は、これまでの育ちと現在の様子を尋ね、本来であれば「ＡＤＨＤというよりも自閉症の可能性が高いと思います」と、きっぱり伝えるべきところを、「たしかにＡＤＨＤの可能性もありますし、他の発達のアンバランスな障害も重なっている可能性がありますね」と、少し遠回りするような話をしました。これまでの養育者の思いを考えると、ここですぐにはっきりさせる必要はなく、どちらかというと、問題は中学進学後の対応、体制作りであろうと考えました。

「いずれにしても、学校関係者と相談しながら、この子の支援策を考えましょう」と伝え、そのうえで必要な心理発達検査などを予定にいれました。

「ところで、Xくんがこれから通う中学校ですが、そこにいる養護教師、よく知っているんです。彼女と連絡取ってよいでしょうか?」

お母さんは、こうした支援体制案に承知してくれました。

養護教師が中心になって行った進学後の対応策がうまくいってから、ようやく私はお母さんに「この子のもつ障害は、ADHDというよりも自閉症として考える方がよいでしょう」と伝えることができました。お母さんは、『そんなこと、とっくに知っていましたよ！』といった笑顔で私の説明を聞いてくれました。

＊　＊

「医師が診て、自閉症とADHDを間違えるということはまずありません[18]」とは、私はまだ断言できません。

CHADD (Children and Adults with Attention Deficit Disorder：注意欠陥障害のおとなと子どものための会）によるADHDと（高機能）自閉症鑑別を、付録12[19]に示しました。これをみても、差異を見つけだすことが困難であることを理解してもらえると思います。さらに後述する学習障害、ＤＡＭＰ症候群となると、混乱の極みです。

⑧学習障害（LD：Learning Disorders）

ＡＤＨＤのある子どもたちの四〇〜六〇％には学習障害が一緒に認められ、学習障害のある子どもの一〇〜四〇％にはＡＤＨＤが認められると言われています。[20] ここでいう学習障害とは、ＤＳＭ-Ⅳにおける学習障害、あるいはＩＣＤ-10における学力の特異的発達障害を意味しています。しかし、今日、「いわゆる学習障害」は、かなり広い意味で用いられています。表2は、それぞれの立場による学習障害の定義と理論的背景を簡略化して示したものです。

この表2に示したように、日本では学習障害について、一九九九年七月に文部省（現在の文部科学省）が最終的に定義しました。

しかし、第二章で述べたように、そもそも疾患単位として曖昧なＭＢＤを、新たなカテゴリーが存在するかのように、行動上の問題を示すものをＡＤＨＤに、学習上の問題を示すものをＬＤと分けたことに問題があるように私には思われます。

分類名だけでいっても、高機能自閉症、アスペルガー症候群、学習障害の一部、後述するＤＡＭＰ症候群を含むものとしてルーケ[23]が提唱した右半球機能障害症候群という用語もあります。さらに最近は、非言語性学習障害（表3）という世界と、ＰＤＤとくにアスペルガー障害との異同をめぐっての議論もあります。

ＰＤＤ、ＡＤＨＤ、ＬＤの鑑別問題[24, 25]に関連して、石川[26]は、ある患者をめぐり「同じものを見ても、自閉症で食べてきたグループはアスペルガー障害と言い、ＬＤで生きてきたグループは非言語性ＬＤと呼ぶというニュアンスも感じられる」と述べ、さらに「統合しなくても、別の砦から臨床にそれなりに貢献していけるのなら、それぞれが立場を明らかにさえしておけばそれで良いのではないかとも思う」と述べています。

例えば、フォルクマーやクラインら[28]は、非言語的学習障害によくみられる二二項目の特徴に対して、高機能自閉症とアスペルガー症候群における重なりを、表４のようにまとめました。

問題は、いずれもこうした「見えないハンディキャップ」（石川[26]はこれを『裏問題児』と称しましたが）に苦しんでいる人が、確実にいるという現実ではないでしょうか。前述の石川の発言は、臨床の現場では納得する部分が大きいように感じます。そのうえで、杉山[29]が主張するように診断の優先性（たとえオーバーラップしていても、明確にするのは、問題の所在であるということだろうと思います）をしっかりととらえ、適切な対応につながる配慮をしなければなりません。

⑨ＤＡＭＰ症候群

そういっておきながら、また混乱させてしまうような名称が登場してきました。これは、スウェ

さまざまな視点

神経心理学的立場	教育的立場
教育用語としての LD：Learning Disabilities（能力を欠く，機能不全）	学術用語になっていない LD：Learning Differences（個人差，学習の仕方の相違）
心理的機能，心理法則の解明を重視	教育措置の重視
神経心理学的原因の究明と対応策の確率	特別な教育的ニーズ（Special Educational Needs：SEN）の提供
疾患単位の曖昧性	LD 概念の拡大
例）福井 LD 研究会[21] 言語性 LD 非言語性 LD 包括的 LD 境界知能タイプ 例）森永の分類[22] 言語性 LD（VLD） 聴覚性言語障害（はなしことば） 視覚性言語障害（読み書き） 非言語性 LD（NLD） NLD－1（オリエンテーションと運動の障害） NLD－2（社会的認知障害）	学習障害に対する文部省定義（1999年） 学習障害とは，基本的には全般的な知的発達に遅れはないが，聞く，話す，読む，書く，計算する，または推論する能力のうち特定のものの習得と使用に著しい困難を示すさまざまな状態を指すものである． 学習障害は，その原因として，中枢神経系に何らかの機能障害があると推定されるが，視覚障害，聴覚障害，知的障害，情緒障害などの障害や，環境的な要因が直接の原因となるものではない．
1）知性の本質的解明 2）脳内メカニズムの解明（認知脳科学） 3）幼児教育あるいは家庭教育との関連性の探求	1）正しい理解と認識の推進 2）教職員の共通理解 3）個に応じた指導の充実 4）教員の資質の向上 5）専門家との連携 6）保護者の理解と協力 7）校内対応プログラムの確立

表2　学習障害：

専門的立場	（小児神経・児童精神）医学的立場
用語の背景	医学用語としてのLD：Learning Disorders （不調，混乱，秩序よく機能していない）
課題	疾患単位の確立
利点	器質的原因の究明および治療法の確立
問題点	鑑別の困難さ
診断基準あるいは 診断分類	ICD-10（学力の特異的発達障害） 　特異的読字障害 　特異的書字障害 　特異的計算能力障害 DSM-Ⅳ（学習障害） 　読字障害 　書字表出障害 　算数障害 あるいは特異的発達障害全般（運動能力障害，コミュニケーション障害）まで拡大する立場
実際的関与	1）診断・検査から教育・指導のポイントの提示 2）医療的対応 3）共存する障害の治療 4）二次的な情緒的混乱の予防 5）家族と関与する専門家の支援

表3　非言語性学習障害の特性[27]

・おしゃべりであるが，しばしば話が横道にそれてしまう
・言葉以外のサインには鈍感である
・ルールに従うことや，直感的あるいは即興的な能力が求められる新しい状況にうまく対処できない
・比喩的なたとえ話に弱い
・自然で暗黙のという「Empathy（共感・感情移入）」でなく，形式張っており，露骨ともいえるほどな「Empathy（共感・感情移入）」
・社会的慣習に関して厳密である
・あからさまな言葉使いや，狭い興味に基づいた一方的なコミュニケーションで，社会的なつきあいをする
・自分自身への振り返りが偏っている

ーデンのギルバーグらが中心になって提唱した概念で、まだ定訳がありませんが、「注意・協調運動・認知の複合障害（Dificitis in Attention, Motor control, and Perception）」とでもいえましょうか。図6に示したように、彼らはADHDと発達性協調運動障害が重なりあうところをDAMP症候群と命名し、なかでもアスペルガー障害を中心とした自閉的傾向も飲み込んだグループを重度のDAMP症候群と定義しました[30]。臨床的には、とても頷けるものです。実際にこうした範疇でみるしかないと思う子どもたちが少なくありません。こうなると、診断名の優先性よりも問題の優先性から対応を考えるという前述したような姿勢が重要になります。当然、問題の優先性は、その子のライフサイクルで異なります。新しい名称に飛びつく前に、子どもたちの抱えている問題の核を消失させないような努力が必要です。

表4　非言語性学習障害と自閉症，アスペルガー障害との類似点[28]

非言語性学習障害に見られる欠点	高機能自閉症	アスペルガー障害
巧緻運動技能が劣る	32%	90%
粗大運動技能が劣る	63%	100%
視覚と運動系の統合が劣る	42%	90%
視空間認知が劣る	26%	76%
聴覚認知が劣る	53%	5%
新規のデータに弱い	58%	71%
データの丸暗記が苦手	11%	0%
言語的やりとりを覚えておくことが苦手	58%	24%
視覚記憶が劣る	47%	90%
言語の概念形成が劣る	53%	48%
非言語性の概念形成が劣る	26%	76%
構音に問題がある	58%	5%
語彙力に問題がある	42%	0%
言語的表出に問題がある	58%	5%
言葉の内容に問題がある	95%	95%
言葉のリズム，抑揚に問題がある	89%	90%
語用論に問題がある	84%	95%
言葉を解読することが苦手	37%	10%
読んで理解することが苦手	53%	48%
算数が苦手	42%	43%
社会的能力が劣る	100%	100%
情緒的やりとりが苦手	100%	100%

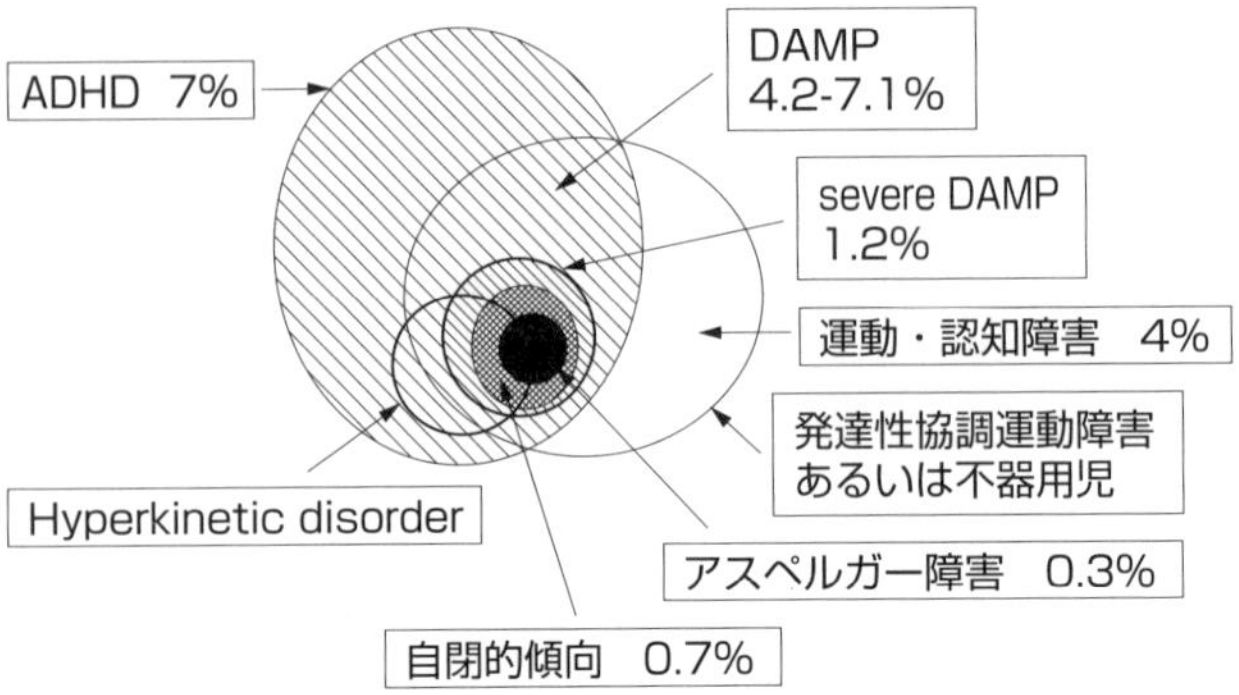

図6 DAMP症候群について(30)

●養育者の声

「診断名はなんでもよいのです。ただ、この子が周囲から理解され、適切な配慮の元で育っていければ」これも、養育者からよく聞く言葉です。

⑩知的障害（精神遅滞）

知的障害のある子どもたちのなかにも、多動な子どもたちがいます。以前は「興奮過程の優勢な精神遅滞」と呼ばれていたようです。

――この子どもたちはすぐ興奮し、運動の抑制がききにくく、刺激され易く、注意散漫である。彼らの情動は不安定で、変わり易く、移り気である、これらと並んで彼らには、活動能力の低下、課題への集中困難、課題遂行過程における注意散漫が認められ(31)、（後略）――

こうした子どもたちは、現在、中度以上の精神遅滞の場合、ＩＣＤ–10では「精神遅滞および常同運動に関連した過動性障害」（付録13[12]）というカテゴリーに分類されます。臨床的には、人への関心の示し方で、明らかに自閉症と言い切れないところもありますが、ＩＣＤ–10では、広汎性発達障害の下位分類に入れています。

知的障害が問題になるときは、軽度の遅れが心理発達検査で指摘されたときです。この軽度の遅れをどう判断するかは、難しいと思います。注意集中の悪さや気の散りやすさから、本来の実力以下の結果を示してしまう場合も少なくありません。あるいは、自信を失っている子どもの場合、こうした課題に取り組むこと自体ゆるやかに拒否していることがあります。

こうした心理発達検査のもつ特徴あるいは限界を十分に吟味して、検査結果を読みながら、知的障害の有無には慎重に対応する必要があります。

⑪てんかん

特に鑑別上重要なものとして、精神運動発作（側頭葉てんかん）と小発作があります。前者は、周囲から見ると発作と気づかれないような行動をする発作です。理由がないのに走り回る、何度も立ち上がったり座ったりする、手づかみで食事をするなど、多少とも周囲からはおかしな行動として見られます。しかも、本人があとでその行動を覚えていないのが特徴です。

後者は、突然なんの前触れもなく意識が瞬間的に消失するもので、急に話が中断したり、ぼーっとしたりします。これも周囲に気づかれにくいものです。特に不注意優位型のＡＤＨＤと小発作の鑑別には十分に注意を払うべきでしょう。

⑫慢性の身体疾患

子どもは、慢性の腎臓病とか糖尿病などの生活制限を要する身体疾患と向き合っているとき、ときどき訳もなくイライラしたり、落ちつきを欠く言動を示す場合があります。

⑬他におこりっぽさや、落ちつきのなさ、不注意を引き起こす可能性のある障害

貧血、脆弱Ｘ染色体、薬物乱用、橋本病、睡眠障害、頭部外傷後遺症、脳炎後遺症、薬物療法や放射線療法を受けた白血病、視聴覚障害、天才児などがあります。

⑭ＡＤＨＤ的状態を示す環境状況

たとえば、経済的理由などのため家での生活自体が落ちつかない、家族の誰かが病気になっている、頻回な転居などがあります。

この他にもたくさんの状態像がＡＤＨＤ的な症状を引き起こすと言われています。ＡＤＨＤの鑑別診断は、実はそれほど簡単なことではありません。十分に時間をかけて経過を観察し、情報をたくさん聴取しなければなりません。

私は、ＡＤＨＤ傾向のあるたくさんの子どもたちと出会っているうちに、次第にこの障害は、「症候群」すなわち原因はやや異なりながらも、特定の症状を示す一群、という考え方もできるのではないだろうか？と考えるようになりました。こうした視点では、すでにエイメンによるＡＤＨＤの五分類[32]があります（表5）。彼は、障害の基盤になる脳システムと神経伝達物質を五つに分け、症状と有効薬物についても検討しています。これまで述べてきたような、男女に見られる症状の違いや、多動の認められないＡＤＨＤ（ＡＤＤ）なども、こうした視点から整理できる可能性があるかもしれません。

一方、佐々木は、ウィングが主張する自閉性スペクトラム障害に倣い、ＡＤＨＤ、ＬＤ、自閉症の子どもたちを「連続性障害（スペクトラム・ディスオーダー）」と称しています[33]。私も、いずれの診断名をつけるか、白か黒かというこだわりよりも、個々に応じた教育的・治療的配慮に注意するべき態度のほうが、大切だと考えています。

ADHDの5分類[32]

3．過剰焦点的な注意欠陥障害（ADD）：(はまり込む傾向をもつ)	4．大脳辺縁系タイプの注意欠陥障害(ADD)(否定的,過敏)	5．側頭葉タイプの注意欠陥障害(ADD)(乱暴，爆発性，暗い考え)
帯状回システム	大脳辺縁系	側頭葉
セロトニン	セロトニン/ノルエピネフリン	GABA
1．注意し続けることができなかったり，注意の持続に波がある． 2．関係のない刺激に容易に注意がそらされる． 3．極端なあるいは無意味な心配をする． 4．乱雑あるいは非常に混乱している． 5．反抗的で，議論を好む． 6．繰り返し繰り返し，同じ考えを持ち，否定的な考えに非常にこだわっている． 7．衝動的になりやすい，押さえがたい行動をとりやすい． 8．変化を極端にいやがる． 9．非常に過去の傷にこだわりやすく，恨みを持ち続けやすい． 10．次々と注意が移る． 11．状況を見極めることができない． 12．自分の意見にばかりこだわり人の意見が聞けない． 13．良くも悪くも行動にのめり込みやすい． 14．確実な方法でことをなすも，ひっくり返しやすい． 15．人々が心配してくれても，不満を抱きやすい．	1．注意し続けることができなかったり，注意の持続に波がある． 2．関係のない刺激に容易に注意がそらされる． 3．ふさぎこんだ 4．消極的 5．活動性が低い． 6．短気 7．引きこもり 8．絶望感，無力さ、極端な罪悪感 9．混乱 10．性的な興味の低下 11．睡眠障害（短眠あるいは過眠） 12．忘れっぽい 13．低い自尊心	1．注意し続けることができなかったり，注意の持続に波がある． 2．関係のない刺激に容易に注意がそらされる． 3．欲求コントロールの問題 4．極めて短気 5．刺激がほとんどないのに激怒する． 6．意見を否定的にとりすぎる，誤解する． 7．短気から爆発して，それから静かになる．激怒した後に疲労感がみられる． 8．錯乱状態 9．理由のないパニックあるいは激怒 10．影や形が別なもののように見える． 11．頻繁な既視感 12．過敏なあるいは穏やかな妄想 13．頭損傷の既往あるいは激情的な家族歴 14．暗い考え；自滅的であるか，あるいは殺人癖の考えを伴うかもしれない 15．忘れっぽさあるいは記憶の問題 16．頻繁な頭痛あるいは明確な医学の説明がない腹痛
選択的セロトニン再取り込み阻害剤（SSRI）	三環系抗うつ薬やSSRI	抗てんかん薬
中枢神経刺激薬によって悪化		SSRIで悪化

表5　エイメンによる

	1．多動をともなう注意欠陥障害(ADD):(古典的な注意欠陥多動性障害(ADHD))	2．多動を認めない注意欠陥障害(ADD)(カウチポテトタイプ；テレビばかり見ている怠け者)
考えられる脳システム	前前頭皮質システム	前前頭皮質システム
考えられる神経伝達物質システム	ドーパミン	ドーパミン
診断基準	DSM-Ⅳに準じる	1．注意し続けることができなかったり，注意の持続に波がある． 2．関係のない刺激に容易に注意がそらされる． 3．極端な空想にふける． 4．乱雑である． 5．衝動的，あるいは考える前に答えてしまうほどせっかちである． 6．物事を成し遂げるのに問題がある． 7．ちゃんと聞いているように思われない． 8．あることが完成する前に別なものへと次々と気持ちが動いてしまう． 9．よく退屈だと不満を言う． 10．無気力あるいはやる気が感じられないことが多い． 11．よく，ものぐさあるいは動作緩慢に見える． 12．現実感覚がなく，茫乎としていることが多い．
有効薬物	中枢神経刺激薬	中枢神経刺激薬
注意する薬物		

五、診断

ＡＤＨＤは、実際には診断自体が困難な障害と言えます。さらに、ＡＤＨＤはあくまでも行動を観察しての診断基準を利用しているため、

①判断する側の自己基準と経験によって評価が分かれる
②年齢別の基準をもっていない
③症状の程度に基準がない

などの問題点があります[34]。

こうしたなかで「診断」はどうあるべきか考えてみたいと思います。

診断とは、医師が患者を診察して病状を判断することをさし、転じて、物事の欠陥の有無を調べて判断すること（広辞苑）ということになっています。ここには、病気・障害を「欠陥モデル」とする考え方があります。こうした欠陥モデルに対して、医学は「その状態の修理と管理対策」で向き合っています。修理するためには、そのもとになる構造をできるだけ完璧に解析しておかなければなりません。医学は、基本的にこうした構造分析のもと、治療戦略を立てているわけです。しかし、精神医学が対象とする「脳」は、その構造分析がまだ十分に成し遂げられておらず、しかもそ

こに「発達」という時間的ベクトルと「心」という摩訶不思議な世界が複雑に絡みます。そのため、他の医学に比べ精神医学は中途半端な修理工であり、児童精神医学はさらにもっと中途半端な修繕屋とでもいえるわけです。

医療は、人生における質のよい生活の保障という使命も持っています。そのため、成長課題を理解しつつ、その対処や社会的支援、および家族のあり方や地域社会の存在意義を射程に入れた全人的モデルも心がけておかなければなりません。不完全な修繕屋でありながらも、われわれ子どもの精神医療を行う者は、こうした全人的アプローチを心がけなければなりません。

児童精神医学は、決して明確で容易に定義できる臨床的疾患単位を扱ってはいないということが、ＡＤＨＤを例にとってもおわかりかと思います。いや、むしろ未成熟で不完全な発達途上の人格におけるさまざまな病因の複雑な組合せに対する、複雑で連続的に変化しうる反応を扱っているといえます。バーカーは「子どもの精神障害のカテゴリーをつくりだすことは、本当は存在しない秩序を作り出そうとする、全く人為的な過程である」と述べています[35]。まさに私たちは、本来作らなくてよい、あるいは作るべきでない障害をつくっているのではないだろうか？という自問自答のなかで臨床をしているといえます。

そのなかで、唯一われわれが使命感を持たざるを得ない点が、「子ども本人が苦しんでいる」という状況です。さらに「養育者も苦しみ、関係者も困っている」という状況です。

冒頭で述べた、それぞれの不幸を少しでも薄める働きかけを臨床と呼ぶのならば、診断名はそのためのとりあえずの指針といえます。それぞれが抱えている問題のとりあえずの概観を知ることで、ようやくどの方向に歩きだせばよいのかを指し示す、コンパスのようなものです。

また、「診断名」は、一定の診断基準に則った、いわゆる分類のための名称でもあり、ふりわけのために必要なもので、関係者それぞれの意志疎通と調査研究のためになくてはならないものです。

しかし、私にとっての「診断名」は、「臨床に貢献するための」具体的・戦略的行為を押し進めるために（せめて邪魔だけはしないために）必要なものです。言い換えると、具体的で日常的な対応策が提示できないときには、境界不明瞭な状況でなんらかの「診断名」をつける必要性はないと思います。これは、役に立たない名付けです。しかも、あくまでも診断名は、具体的で日常的な支援を円滑に行うための指針ですから、その方向性が決まれば、そのコンパス（診断名）は消滅してもよい、いやおそらく消滅したほうがよいとまで思っています。

最初、ただの分からず屋で落ちつきのない子どもと見られていたAちゃんは、その子の性格や養育者の関わり方が問題視されていました。いわゆる「あいまいで誤った」視点といえます。次に「ADHD」という診断名が冠せられて、ようやく「明確な」視点が示されます。しかし、ここで終わってはならないのです。ここで終わるとAちゃんという「個人」がなくなってしまい、以後Aちゃんは ADHDと呼ばれてしまいます。そのため次に、あくまでもAちゃん個人の抱えている問題、非常にパーソナルな問題を「証明」しなければなりません。すると、Aちゃんの「悪いところ、困ったところ」以外に「よいところ、すてきなところ」にまで光があたるようになります。ここにきてはじめて、Aちゃんの「真実」のすがた、こんなところもある、あんなところもある、もちろんＡＤＨＤ的なところもあるAちゃん、といった視点で見ることが可能になります。本書で「ＡＤＨＤを持つ○○」とか「ＡＤＨＤ児」と表記せず「ＡＤＨＤのある○○」と記載しているひとつの理由がここにあります。

私は、「診断するという行為」をこうした意味で考えています。

困った子ども、育ちの悪い子、しつけのなっていない子から、ＡＤＨＤへ、そしていろいろよいところ困ったところを持ち、悩んでいる子といった視点で見ていく必要があります。そのため、一時的に診断名が必要なのです。しかし、最後の抱えている問題やパーソナルな問題については、個々に応じた柔軟な対応が求められ、ＡＤＨＤという診断名だけで解決できるものではありません。

ここではじめて、子どもたちを「欠陥モデルから成長モデルへ」と転回して診ることができるようになります。

これは、すでに牧田[36]が提唱している「診断分類と診断フォーミュレーション」という指摘の私なりの理解です。私は、グループ的接近である分類診断では、家族とその本人は納得しても、その後の展開がしにくく、社会的にも誤解を受けやすいという欠点があると考えています。一方、個人的

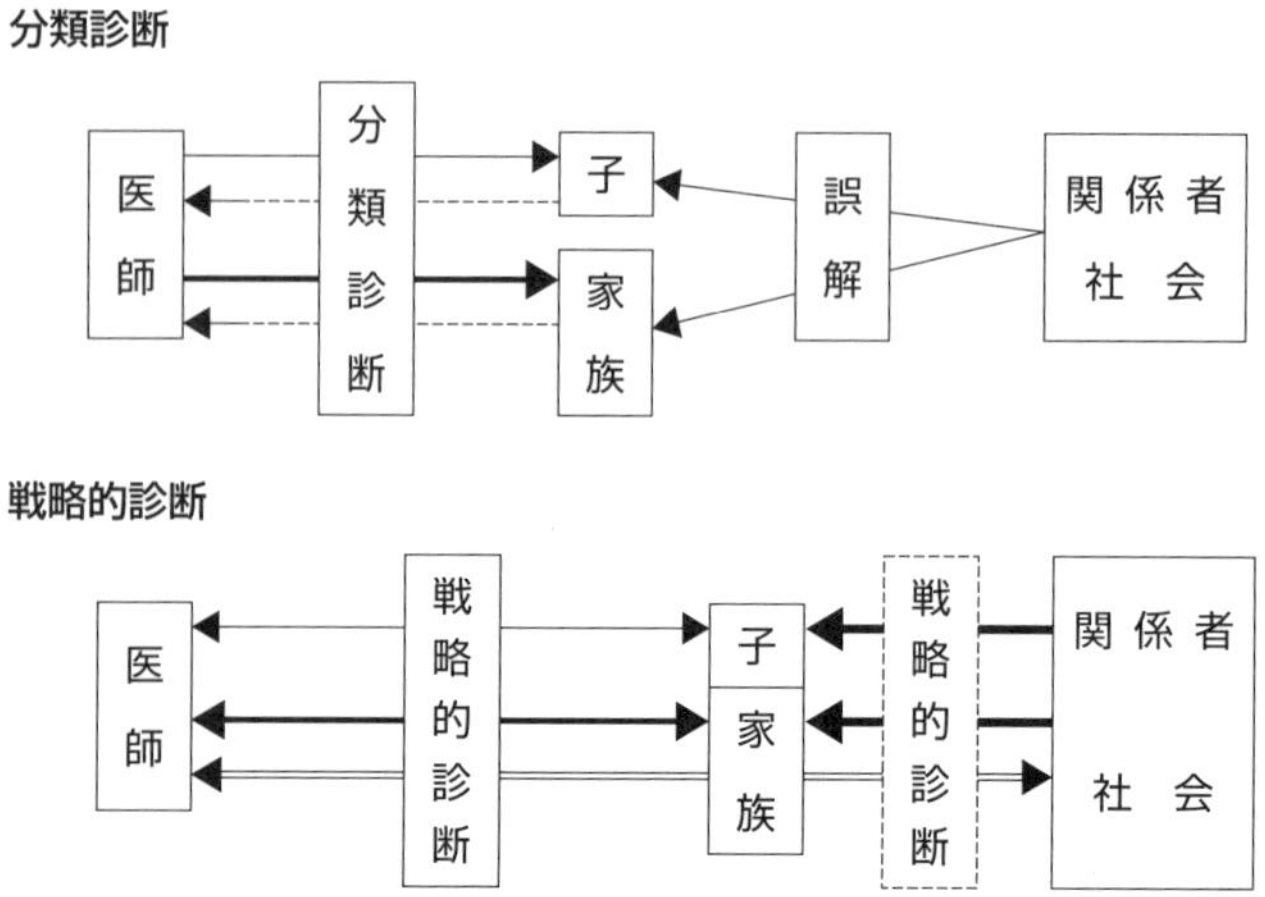

図７　分類診断と戦略的診断

接近である戦略的診断では、全体的な周知に多少の齟齬が生じやすい反面、養育者や本人からのフィードバックが掛かりやすく、協議して「さらによい方向」へと共に進めることができるという利点があると考えています。（図７）。

ここで、診断行為に最低限必要な手続きを簡単に示しておきます。まず、主に情緒面に注目した「症状の意味」を探る視点です。これは、カナー[37]が指摘したものです。子どもの示す症状には、

①入場券としての症状（あくまでも症状は氷山の一角）

②信号としての症状（深刻な事態を知らせる危険信号）

③安全弁としての症状（繭的、保護的役割）

④問題解決の企図としての症状（孵化促進的役割）

⑤迷惑ごととしての症状（迷惑と感じている側の問題の浮上）

といった「意味」が隠れているという指摘です。

さらに、上述した以外の症状の意味を探る意味で、子どもの主に認知・発達面にも注目する必要があります。これは、子どもがさまざまな状況を認知するときに、なにかしらの問題がないかをチェックするための視点です。

①情報入力の問題

②情報認知・理解の問題

③情報処理と統合の問題

④出力の問題（意欲・抑止力・運動能力）

⑤吟味能力の問題（行動の振り返り）

⑥社会的伝達の問題（言語的・非言語的交流）

こうした「こころ」と脳の問題を複眼的に査定しつつ、家族の力を視野に入れつつ診断するわけです。特にここでは、診断名の裏を強調する（情緒面なら発達面を、発達面なら情緒面を）姿勢が重要で、そのうえで、症状のある子どもを責めないために、養育者を責めないために症状の意味と障害の特性を十分に説明し、共有する必要があります。その際、診断名は、一方的な告知でなく、対応策を考えることができる材料であることに留意し、どこまで伝えるかを、その都度考えながら

①否認・拒否（障害の否認、ドクターショッピング）
→　②怒り（周囲への怒り反応）
→　③取引（訓練等への没頭）
→　④抑うつ（障害に対するあきらめ）
→　⑤受容（個性としての障害の受容）
→　⑥希望（新しい生き方と価値観の創造）

図8　養育者が子どもの障害を受容するまでの５（６）段階[38]

アレンジする必要があります。対応策を考える前に、「診断名」そのものに、養育者や関係者がつぶれてしまうようでは本末転倒になってしまいます。

特に、養育者が子どもの障害という問題に直面しているときには、養育者の構えを知ることが、今現在、およびその後の養育者との関わりを考えるとき、非常に重要なものになります。私は、この家族の力あるいは位置づけには、杉山に倣い「キューブラー・ロスの死の受容・五段階説（図８）」を取り入れています。すなわち、何事も最初は、①拒否（否認）の段階から始まり、次にこうした状況に対して養育者は、②いいようのない怒りにあふれ、周囲とさまざまな軋轢を生むこともあります。これは仕方がないことです。だれもが通る道と理解するべきです。そして、その後に「子どもの問題を解決しよう」として、③取引（訓練）の段階に入ります。療育センターや病院を訪れる養育者たちは、そのほとんどがこの②と③の時期にさしかかった方ばかりと思ってよいでしょう。そして、こうしたつらい「訓練」を経ても自分の抱いた展開に近づけないというときに、多くの養育者は、②の怒りに戻るか、④の抑うつの段階に向かいます。こうした一連の流れを一歩進んでは二歩下がる、あるいは一歩下がって三歩進むという具合に、時間を味方につけながら、⑤の受容の段階に至るという考えです。私は、最近こうした養育者とよく話をする機会があるわけですが、皆一様にこのつらく長い時期を歩き続け、⑤に行き着いています。もちろん、ときには②や④の段階に戻ることもあります。しかし、多くの養育者たちは、⑤のあとに希望という六つめの段階があることを私に教えてくれました。まさに、片倉[39]が述べていたように、「重荷を放り出さずにすんだ人というのは、実に魅力的な人間になる事実」を知る思いでした。

そのうえで、私たちは、養育者に対して「常にできること」に留意（最低限忘れてはいけない心構え）していなければなりません。

これは、

①養育者の歩いている段階を理解する
②心をくじいてしまわないように配慮する
③ささやかなエールを送り続ける
④養育者が迷っているときでも、一歩下がって支え続ける
⑤一方的な指摘、指示は控える
⑥できる限りの情報は伝える

といった程度でしょうか。

六、経過と予後、そして予防

基本的な事柄の項もとうとう最後になりました。ここではＡＤＨＤの経過について、簡単に述べておく必要があります。かつて、ＡＤＨＤは成長と共に改善すると楽観視されていましたが、最近の長期研究では、決してそうとばかりは言えないようです。キャントウェル[40]の調査では、長期予後は三つのタイプに分かれるといいます。一つめは青年期までに症状が消失してしまうもので、全体の三〇％を占めると言います。二つめは、青年期まで症状が続き、生活上さまざまな困難を示しているというもので、これが四〇％程度だそうです。三つめは、約三〇％を占めるもので、症状の持続に加え、さらに深刻な障害を合併するというものです。合併している症状としては、アルコール・薬物依存、人格障害、気分障害などがみられるといいます。そのため、今後はさらにＡＤＨＤのあるおとなへの治療・支援が重要になっていくことになるでしょう。

わが国では、まだ疫学調査[41,42]も不十分で、長期予後調査においても今後の課題といえるでしょう。最後に予防精神医学的見地から考えることにします。

①第一次予防

周知のように、これは発生率の減少を目標とし、障害の予防を方法とするわけですが、ＡＤＨＤについては、真の発生原因が不明であるため、この視点で論じることは困難となります。

しかし、一般的な健康増進、健康保護、健康維持を通して、環境整備をすることも重要な一次予防となります。ＡＤＨＤについては、その存在の確認が初期であればあるほど困難で、障害という視点で周囲に理解されにくいものです。そのため、養育者である母親の初期の精神衛生に留意することが大切なことになります。最初期の養育における親に生じる思いを充分に理解し、子どもにあるＡＤＨＤの特徴を翻訳しながら、よりよい愛着形成が生まれることを支援していくわけです。その際、親へのねぎらいと「小さな」成長を共に喜ぶといった態度が求められます。またＡＤＨＤとは直接関係ありませんが、マタニティブルーズは、その後に発症する産後うつ病との関連が報告されており、留意するべき現象といえます[43]。

②第二次予防

早期発見と早期対応について考えると、ＡＤＨＤのある子どもたちの多くは、一歳六カ月あるいは三歳児健診で「(お子さんの発達に関しては）大丈夫でしょう」と言われていることが少なくありません。ときには、いわゆる「グレーゾーン（慎重に経過を追うべき子ども）」と指摘されても、次の健診が未受診になってしまったり、早期療育に進まないグループも存在します。こうした問題を解決するために、私は五歳児一斉健診を提案したいと思います。これは、就学前に行える子どもへの最後のアプローチとなります。すべての子どもたちを対象とする五歳児健診が実現すれば、子どもの就学先を一年間考える猶予が、養育者に与えられます。

③第三次予防

これは、地域全体の理解と協力のもと、障害から生まれる問題を最小限度にくい止め、決してハンディキャップ（社会的不利）にしないことを目指すことです。そのためには、個々の専門性の向上と他職種の柔軟かつ活発な連携が求められます。多くの関係機関と連携しておくことが、ＡＤＨＤをはじめとする軽度発達障害のある子どもとその親を支援することにつながるという良循環を期待して、病院外臨床の重要性を訴えたいと思います。これについては第二部で述べていきたいと思います。

間奏曲

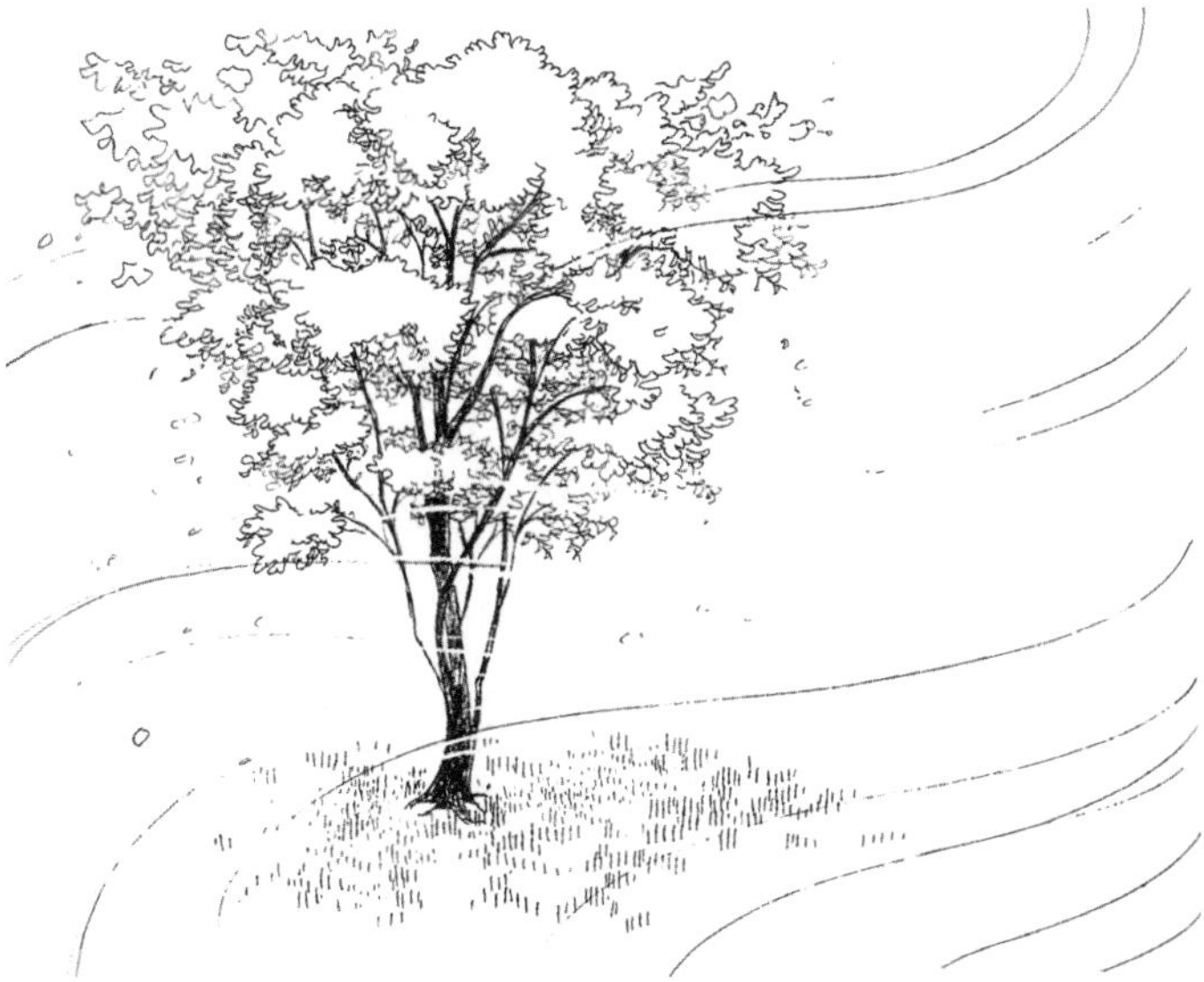

養育者の思い
――養育者のアンケートから――

わたしたちは、養育者と関係者が一同に集まることができるように、十勝ＡＤＨＤ＆ＬＤ懇話会という組織を立ち上げました。設立にあたり、「ＡＤＨＤやＬＤといわれる子どもたちを育てる家族や教育・保育現場の悩み・困惑」を「深刻な状況」と捉え、「障害の特徴を知るだけではなく、家庭で、保育所・幼稚園で、学校で、職場で、社会で現実に起こっている事実をつき合わせ、それぞれが抱えている苦しみを分かち合うことが大切だと考え」「子どもたちが生き生きとした人生を送れるよう、夢を持って育っていけるような社会を築きたい」と願いました。

図９は、その十勝ＡＤＨＤ＆ＬＤ懇話会の設立趣旨の抜粋です。人口三五万人ほどの小都市である十勝地方で、養育者、教育関係者などを巻き込んだこの懇話会は、一年以上の仮称活動を通して、平成十二年二月に正式に発足しました。平成十三年五月現在、三〇〇名を越える会員の半数近くは養育者です。関係者はあくまでも側面的支援となることが多いため、養育者が連携の一翼を主体的に担うことで、子どもへのまなざしに継続性が生まれます。そのためにも、こうした養育者たちの

「ADHDやLDといわれる子どもたちを育てる家族や教育・保育現場の悩み・困惑」を「深刻な状況」と捉え，「障害の特徴を知るだけではなく，家庭で，保育所・幼稚園で，学校で，職場で，社会で現実に起こっている事実をつき合わせ，それぞれが抱えている苦しみを分かち合うことが大切だと考え」，「子どもたちが生き生きとした人生を送れるよう，夢を持って育っていけるような社会」を築きたい．

子どもたちが「生まれてきたよかった」と思い，家族が「この子を授かってよかった」と思い，周りの人々が「この子に出会えてよかった」と思えるような社会を築きたいと思います．

図9　十勝ADHD&LD懇話会　設立趣旨（抜粋）

姿勢は大きい力になります。

しかし、ADHD、LDあるいは自閉症を中心とするPDDなどの障害については、個別的で多様な症状のため、治療・教育の両面から適切な対応が模索され、なお試行錯誤され続けているのが現状です。さらに一般に発達障害という問題は、当事者が語ることの少ない分野であり、語ることの許されるべき養育者の声は、社会に向かって力が発揮されているとは言い難く、その声は小さく弱いように思われます。懇話会の存在理由のひとつとして、養育者の声を関係機関が聞き、互いの立場を真剣に理解しあい、障害をもつ子どもたちとその養育者へのよりよい発達臨床的援助の方法を探る場にしたいということがありました。

そのため専門家と呼ばれる関係機関に所属するわれわれは、養育者に媚びることなく、専門家として直接・間接的になにができるか問いただしています。

そのひとつの試みとして、平成十二年四月に、十勝AD

ＨＤ＆ＬＤ懇話会に所属している養育者約一〇〇名を対象に、郵送による個別アンケート調査（未発表）を行いました。調査は、個別にアンケートを郵送し、記載後返送していただき、理事を中心にしたメンバーがその分析にあたりました
　結果について、簡単に述べていきます。

①子どもが所属している現在の機関
　小学校六五％、中学校一五％、その他

②対象となる子どもの男女比
　男児七五％。女児二一％　無記名あり

③子どもの状態に養育者が気づいた年齢
　「三歳までに気づいた」六七％

④子どもの状態（重複あり）
　興味の偏り六二％、言葉の遅れ五三％、多動五三％、人間関係がうまくいかない四九％、学習の遅れ一三％

⑤配偶者等、身近な人への相談
　「相談したことがある」のは、全体の八七％を占めている。相談後の思いとしては、良かった一七％、悪かった六六％

「悪かった」の内容は「何でもないといわれた、わかってもらえず落ち込んだ、うまく話が伝わらない、余計に混乱した」など

⑥相談した関係機関と結果

相談歴ありは九三％と高く、内訳は、病院五八％、児童相談所五一％、保健婦四二％で、保育・特殊教育関係は二五～三五％

自由記載では「相談とはいっても、なかば強制的な対応か、誤解されたり誤った決めつけが多かった、愛情、しつけなどで責められることもあった」など

＊　＊

ここまでをまとめると、子どもたちには、「関係性」と「行動上」の問題が多く、いわゆる全般的な知的障害とは違う点で養育者は悩み、それも三歳以前からという早期からの気づきであることが特徴的でした。

全体的な知的障害でないため、早期から気づきながらも養育者はそれ以上のアクションを起こしにくく、相談してもよい経験になりにくく、専門家からの診断とアドバイスでは、「はっきりと診断がついて気持ちが楽になった、助言を実行しようと思った」とよい面もありながら、決めつけ、誤解される体験も多く、身近な人や専門家からの適切な支援が不十分であったといえます。特に専門家による「具体的でない説明、障害についての知識不足、養育者や子どもの気持ちを理解してい

ない」といった養育者の言葉は　真摯に受け止めるべきでしょう。
養育者の声を続けます。

⑦保育園・幼稚園について
養育者の七五％は通園状況を肯定的に捉えており、逆に傷つけられたと感じる点は、「中途半端な知識に基づいた」忠告などに対してであり、特別な対応よりも「子どもと養育者を人間的に快く受け入れてほしい」という思いが強く認められました。

⑧ことばの教室・療育機関について
専門機関に対する肯定的な意見は多いのですが、三〇％に「障害の知識不足」を指摘する声がありました。さらに「養育者の対応のせい、愛情をもっと示して」といった養育者を否定する助言や、「こうした対応で」といった決めつけや押しつけを、養育者は不快に感じていたという指摘もありました。

⑨小学校について
満足三一％、不満二六％、まあまあ四五％
養育者が求めているのは、「学校側と共働して、よりよい方法を探りたい」という想いでした。
学習については、子どもに見合った学習方法の工夫などを求めていました。

⑩中学校について

満足一七%、不満二五%、まあまあ五六%

養育者は、小学校以上に周囲の無理解が進んでいるため、関係者の連携を強く希望していました。

＊　　＊

ここまでをまとめると、保育・教育の現場に満足している養育者は少なく、対応についても諦めに似た雰囲気がありました。しかし、自由記載で「一生懸命に子どもを見続けてくれた、時間をかけて理解を深めてくれた」という教員の対応に感謝している養育者もおり、養育者は関係者に「人として向き合ってくれる」ことを求めているように思われます。

一方、ことばの教室や療育関係に対しては、専門機関としての期待が大きく、初歩的な対応の誤りのほかに、「専門家としての技術の向上」を求める面が強くありました。

最後に自由記載として、子育てを通して苦労したこと、うれしかったこと、感じたことを記載してもらいましたが、ここではまとめようがありません。いずれ機会があれば、調査結果についてきちんと報告したいと思います。ただ、「養育者もまた育つ」ということは強調しておきたいと思います。さらに養育者の声は、家族の成長という真実を語っている点において、最大限雄弁でした。

＊　　＊

アンケートを通してわかったことは、こうした「障害と療育に関する問題」はこれまで常に「トップ・ダウン方式」で進んできたという点にあります。医療も療育も所詮「トップ・ダウン方式」

で向き合ってきたことは否めません。

しかし、懇話会あるいは養育者の会、あるいは当事者の会といった「草の根」の力による「ボトム・アップ方式」による地域社会への発声こそが、こうした閉塞感を打破するのに必要な行動であろうということを学びました。

もうひとつ、アンケートの自由記載に、養育者の思いがたくさん記されていました。私はここで、「物語る」ことの重要性を指摘しておきたいと思います。最近、障害をもつ当事者の手記、あるいは不幸にも命を落としてしまった人々の実話あるいは残された方々の手記などの出版が相次いでいます。私はこれを、彼らの自己実現の重要なひとつとして注目しています。

これまで個人の物語り《ナラティヴ》の多くは、語られなく終わってきました。さらに障害のある子どもたちやその養育者の物語りは、闇に葬られてきたといってもよいでしょう。それが、少しずつですが光があたるようになってきました。まだあくまでも少数ですが、喜ばしいことだと思います。

養育者からのアンケートでもっとも多く記載されていたのは、自由記載の「子育てを通して」の項目でした。ここに私は、これまで難しい子育てを通しながら「癒されなかった、果たせなかった、光があたらなかった」養育者の姿を見ます。養育者もまた自分自身の自己実現が必要なのです。

そして、われわれはこうした「物語り」が物語れる場を提供し、それに耳を傾ける責任がありま す。多くの子どもたちは、まだ物語りの語り方を知りません。しかし、光は子どもたちと養育者に確実にあてられるべきです。ここにわれわれの責任のひとつがあるように思われます。

アンケートにはたくさんの物語りがありました。そのなかのある養育者の声をひとつだけ記しておきたいと思います。あくまでもひとつの物語りです。それ以上でもそれ以下でもない物語りです。

●養育者の声

「この子がいなかったら障害に関してのこと、また、たくさんの人が療育に携わってくださっていることがわかりませんでした。障害の世界もわかりませんでした。私の心も広がり、健常、障害児の関係なしに、その人に添ったものの考えができるようになったように思います。」


このアンケートは、十勝ＡＤＨＤ＆ＬＤ懇話会の理事の方々のご協力、特に佐々木浩治事務局長の力に負うところが大です。心からの謝意を捧げたいと思います。

また、アンケート記載にご協力いただきました、懇話会のご家族のみなさまに、この場をお借りして深い感謝の意を捧げたいと思います。ありがとうございます。

第二部　ADHD対策

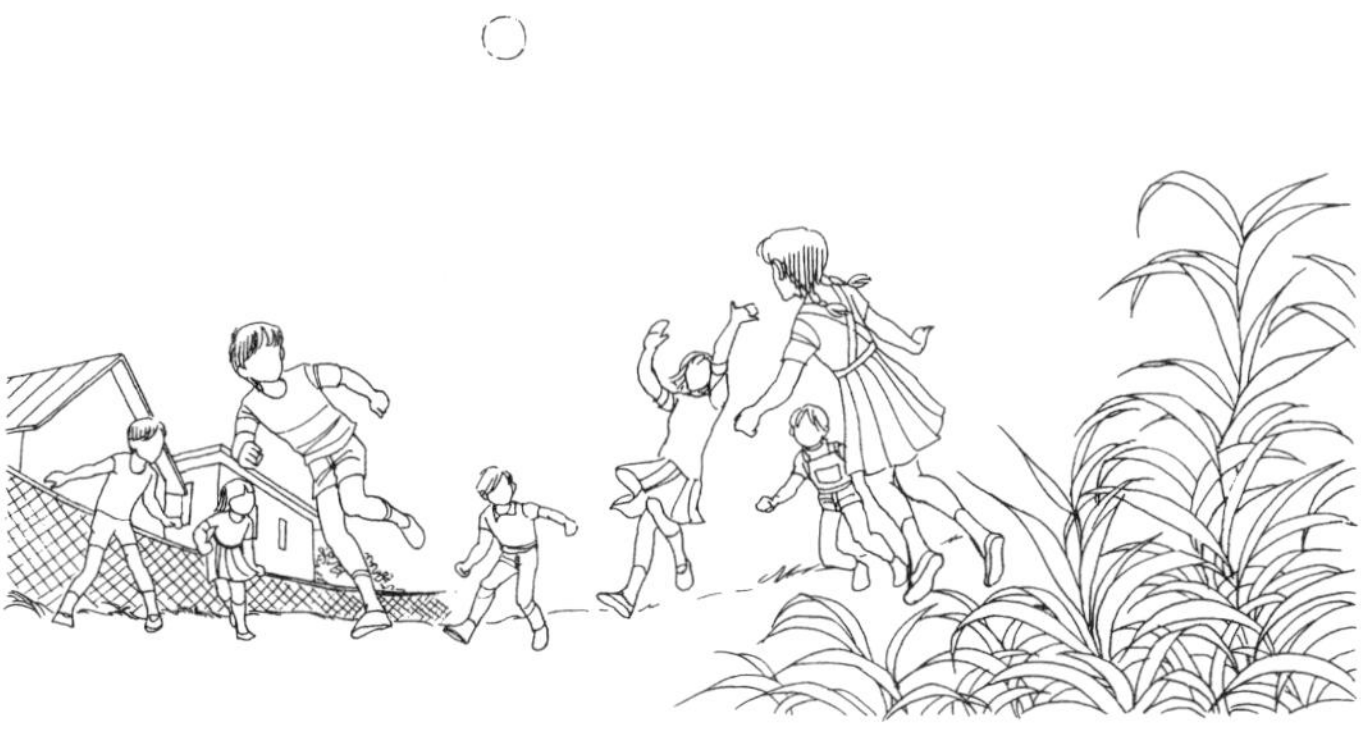

第四章
連携とネットワークにおける支援とは？

各々の現場での不全感、養育者の想い、それらについて記してきました。すべての関係者が追いつめられ、孤立してきた状況を見てきました。また、そこにもうひとつの現実が存在していました。それは、あまりにも、基本的な事実の共有がないということです。こうした状況で、互いに責めあうことはとても簡単なことですが、絶対行ってはいけないことです。責めあいからは、感情的なしこりしか残りません。希望の光は、そこからは生まれてきません。

責めあい、罵りあい、背を向けあうことではなく、支えあい、認めあい、赦しあえる状況づくりはできないだろうか？という想いが生まれました。

●Yくん

再婚した養父と実母に育てられているYくんは、小学一年生のときからやんちゃで下校時よく堤防から落ちてけがをしてしまいます。ともかく落ちつかない子どもで、だれかれかまわず声をかけます。人なつこいといえますが、しつこいところもあります。お母さんは、近所ではとても元気な人なのですが、再婚ということもあってか、「あの母親だから、あの子は親よりも周りの人になついている」といわれ、Yくんがなにをしても「母親の育て方が悪いからだよ」といわれ、地域では有名になっていました。

＊　＊

われわれが「白衣を脱いで、街にでよう」と診察室から飛び出し、養育者と関係者と一緒になって対応策を探るようになったのは、まさにこうしたすべての関係者が追いつめられ、孤立した状況を打開し、さらに必要な情報を共有し、子どもたちの自尊感情（ここにいる、君［僕］はすてきだ）を育み、養育者と関係者の意志の疎通における充実感の達成を支援したいと思い立ったからです。

ここに、連携の必要性を感じました。私が考えている「連携」とは、子どもを取り巻くすべての関係者が、できるだけ情報を共有し、全員で悩み、苦しみながらも前進することです。この励ましあいのなかで、「子ども理解と具体的な対応策」を見つけだしたいと願っています。

そのためには、どのようにして連携の基盤を作るか？が重要なことになります。

ネットワークを考えるとき、誰とどのような関係を築くかが問題となります。ここでは石郷岡[1]による支援ネットワークのあり方を参考に、四つの段階について述べたいと思います（表6）。

表6　支援ネットワークのあり方

1．対人関係レベル	：	信頼関係の構築
2．実務担当者レベル	：	具体的対応の協議
3．機関・組織レベル	：	機関的対策の協議
4．各代表者レベル	：	政治的対策の協議

現在のわれわれを支えているのは、対人関係レベルでのネットワークです。あの小学校には養護のA先生がいる、あの中学校にはB先生、C教頭がいる。あるいは、児童相談所には心理判定員のDさんがいる、母子通園センターにはE保育士さんがいる、などなど。こうした関係者ひとりひとりと顔と名前が一致した信頼関係を築くことが「はじめの一歩」になります。

次は、実務担当者レベルでのネットワークになります。実際に子どもと関わる担当者との連携です。ここでできるだけ具体的な対応策を話し合います。この出会いが直接結果につながりますので、最初は、よく知っている対人関係レベルの方と一緒に会うとその後の関係がうまくいくことが多いようです。また、実務担当者は現場を移動することが多く、上手に出会えば、その後の対人関係レベルの資産になり、信頼に基づくネットワークが強化され、ネットワーク自体が拡大していくことになります。

次の機関・組織レベル、各代表レベルといったネットワークは、形式的になりやすく実務的とは言い難いのが本当のところです。しかし、管理職が担当者を評価する状況を作り上げると、実務担当者のこれまでの苦労が報われるだけでなく、自信につながります。大きな人事に絡む話し合いでは、組織の長にまず話を通すほうがスムーズにいくこともあります。こうした役割を遂行してもらうために、機関・組織レベルのネットワークは無視しないようにしています。

●Yくん（その2）

学校側と一年以上冷戦状態を続けたYくん家族でしたが、Yくんに、とうとう特殊学級（情緒学級）通級の話が持ち上がり、なんとか話し合いをしなければならない状況になりました。

たまたまその年に、以前の学校に勤めていたときに知り合ったZ先生が、特殊学級の教員として赴任されたことを知り、そのことを家族に伝え、私が参観と説明のため学校に足を入れることにしました。

授業中は、手遊びをしたり別な教材を引っ張り出しては授業に集中しないYくん、しかし、特殊学級のクラスでは一対一での対応とリタリンの有効時間に助けられ、なんとか授業ができていました。担任と特殊学級のZ先生と相談して、Yくんの集中の一番よい時間帯に集団の中で過ごしてもらい、周囲の評価を上げるとともに、落ちつかなくなる昼近くにはZ先生と運動をして発散させるプログラムを作ってみました。

授業態度だけでなく、こうした取り組みをしてくれたという経過を家族が評価し、学校側に感謝を示し、以後学校との関係は比較的よくなっていきました。

表7　社会的支援の機能的内容[2]

1．情緒的支援	：	繰り返し配慮する，耳を傾ける，親しみを示す，世話する，信じる，共感する
2．道具的支援	：	手助けになる道具を提供する，示唆を与える，仕事を手伝う，お金を貸す，身体移動を手伝うなどの直接的手助けを含む
3．情報的支援	：	課題解決を生むような技術や情報の提供
4．評価的支援	：	仕事が良くやれた，どこがよくないといったような，適切な評価を与えること

＊　＊

こうした関わりをするにあたり、「今われわれは、どのような機能的内容で支援しているか？」を自覚しておく必要があります。「ただ一生懸命である」ということだけでなく、支援のポイントを明確にしておく必要があります。そのため、ここではゴッティリーベらによる社会的支援の機能的内容を参考にして考えてみたいと思います[2]。彼らによると、社会的支援には情緒的支援、道具的支援、情報的支援、評価的支援の四つがあり、重要なのは、当面支援すべき対象者が現実にどの程度の社会的支援ネットワークを持ち、どこが欠けていて、どの部分を補うかアセスメントすることであるといいます（表7）。

●C子ちゃん（その3）

C子ちゃんは、外来受診のたびにクラスでいじめられていると、泣き笑いしながら頻回に訴えるため、小学四年生のとき、私も一度授業を見学させてもらいました。

Ｃ子ちゃんは、授業中にわからなくても挙手してしまう、先生の質問の途中で答えてしまうのに、あらたまって尋ねられると答えに窮してしまう、そうした一挙手一投足をクラスメートにからかわれたり、罵声を浴びせられたりしていました。「これはＣ子ちゃんでなくてもしんどいだろう」と思います。

その後、校長室で校長先生と担任と会い、ＡＤＨＤの説明をしました。すると、担任は「先生、あの子がＡＤＨＤとかいうものならうちのクラスの半数はＡＤＨＤになってしまいますよ」と、きっぱりと話されました。

＊　　＊

こうした事柄は、よくあるパターンです。この場合、親と本人に対しては、繰り返し配慮し共感する、情緒的支援を大切なものとします。一方で、学校側には、時間をかけて情報を伝えていくといった情報的支援が必要です。また、本人には学校の様子を聞いて、あらためて彼女の努力を認め、再評価を与えるという評価的支援を心がける必要があります。

ここで大切なのは、支援対象や内容をひとつに狭めてしまうと、周囲に対して必要な異なった支援が見えなくなってしまうということです。

第五章

連携の流れ

ネットワークというものは、最初から存在してはいません。多くは逆に、頼りになるキーパーソンの不在から始まることが多いと思っていたほうがよいでしょう。あせらず丹念に種をまき続ける心が大切です。

そもそも誰につなげばよいかわからないときには、決して自分一人で抱え込まず、書籍や講演会などで見聞きした方々に、手紙などで連絡してみることをお勧めします。同業の専門職を紹介してくれたり、連絡網を持っている方なら、近くに住む頼りになる方を紹介してくれる場合もあります。

連携を語るとき、一方では、使えるものは、動ける人は何でも使うという、強引さも必要な場合もあります。

しかし、本書では、できるだけオーソドックスな連携の流れについて説明したいと思います。何事も基本形が大切ですから。その後、柔軟な応用策を各自創っていただきたいと思います。まず、連携が作られる過程、ひとつの流れを時間軸に沿ってまとめてみました（図10）。

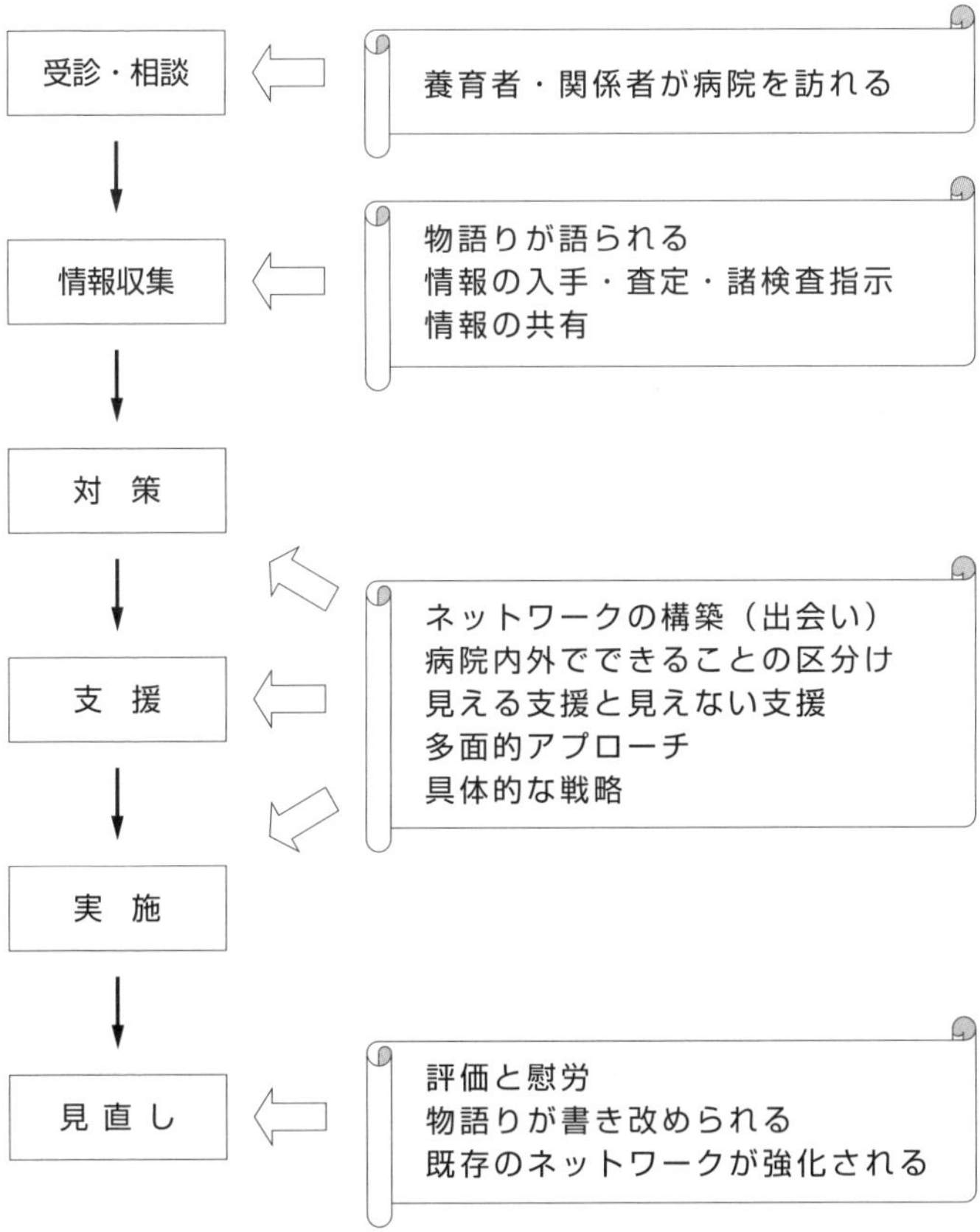
受診・相談
養育者・関係者が病院を訪れる
情報収集
物語りが語られる
情報の入手・査定・諸検査指示
情報の共有
対　策
支　援
ネットワークの構築（出会い）
病院内外でできることの区分け
見える支援と見えない支援
多面的アプローチ
具体的な戦略
実　施
見直し
評価と慰労
物語りが書き改められる
既存のネットワークが強化される

図10　連携の流れ

一、受診・相談と情報収集

養育者や関係者が病院を訪れることから、「連携の物語り」が始まります。これまで述べてきたように、ここに来るまでに非常に傷ついている方々が多く、まずは養育者の「子育て」への慰労と、現状の大変さを感受する必要があります。

●それぞれの物語り

児童相談所に行って相談したところ、「知的には問題ない、心配ないよ、もっとひどい子どもたちがここには来るから、たいしたことないよ」と言われたと、打ちひしがれた表情で初診したFさん親子。

幼稚園で、お友だちと遊びたい気持ちが上手に伝えられず、勢い余って叩いてしまうEくん。「もう少し、愛情を持って接してあげてくださいと、いつも言われるんです」と、疲れ切ったEくんのお母さん。

「『うちの家系には、こんな乱暴で、何度言ってもわからない子どもはいなかった！』と義母に言われてしまうのです。でも、最近本を読んでみたら、うちの子ＡＤＨＤじゃないかと思うんです。

どうでしょうか？」子どもの前でも、待てずに話し始めてしまう母親。

＊　＊

診察室では、関係者によるひとりひとりの「子どもの物語り」が語られます。さまざまなエピソードと養育者の苦労、特にこれまで誤解され孤立してきた子どもと養育者の話は、後に徐々に書き改められなければならないため、よく聴いておかなければなりません。外来診察室で語られる物語りは、いずれも数年に及ぶ親子の壮絶な歴史です。われわれが物語りを聞き、最後に伝えることのできるささやかな言葉は、子どもにある事実と、養育者へのねぎらいと、これからの具体的な展望です。

「今、お子さんにある問題はＡＤＨＤの可能性があります。ＡＤＨＤは、親のせいでも、子どものせいでもありません。しつけや愛情不足などのせいでもありません。それよりも親御さんが、これまで一生懸命に子どもと向き合ってきたことに、誤りなど全くありません。本当に難しいお子さんの特徴と、よくつき合い、ここまで育てましたよね。ご苦労様でした。ほんとうによくやりましたよ。たいへんなことだったと思います。ＡＤＨＤは、簡単に言うと、脳の成熟の偏りがあり生じるものです。これから、関係者からも情報をいただき、また行ったほうがよい検査をさせていただき、みんなでこれからの対策を練りませんか？」

これまでの育ちを聴取しても、外来診察場面だけではADHDのある子どもの問題の大きさが十分に把握できないときは、養育者の同意を得て、担当者と直に会って話を聞いたり、直接子どものいる学校や幼稚園に足を運ぶこともあります。実際に自分の目で確認した情報は、重要なヒントをもたらし、足を運んで出会った人とのつながりは、その後の対人関係レベルのネットワークの元となります。

客観的な査定方法として、私はコナーズの評価表（Conners' Rating Scales）を使うことがあります。最近われわれは、コナーズの評価表の原版を入手しました。それによると、まず親用（Conners' Parent Rating Scales）と教師用（Conners' Teacher Rating Scales）があり、項目数も内容も若干異なります。チェックした項目は、行動、学習、多動などの六つの因子別に換算されます。子どもの年齢を視野に入れ、判定基準表に沿って六つの因子別に、規準をオーバーしているかどうかが判定できるようになっています（私訳したものを付録14、15に提示しておきます）。

こうした査定は子どもに直に接して、子どもの行動、集団の様子、周囲の関係者の思いなどに関与している方々に行ってもらいます。できるだけ客観的な評価をすることで、これまでの決めつけや思いこみから脱却することができ、冷静に子どもの行動を見つめることができ、子ども理解に役立てることができます。

心理発達検査では、われわれは、主にWISC-ⅢとK-ABC、ベンダーゲシュタルト・テストを行いますが、病院内ですべてが査定できないと判断した場合は、必要に応じて他の機関や児童相談所などへもつながなければなりません。日頃からの横のつながりの深化が問われるところでもあります。

受診・相談から情報収集までにしておくべきことに、情報の共有があります。養育者には、できるだけ明確な指針を示す必要があります。子どもと養育者には、適切な介入準備を示すことができなければなりません。これは、危険因子の高い個人に限定した援助戦略といわれるハイリスク・ストラテジーという視点による、予防医学のアプローチ法のひとつです[1]。このアプローチは、援助が必要と判断されても適切なアドバイスのない場合、診断されてもただラベリングされただけになり、適切なアドバイスや長期的なケアがないと不適切で効果もないというデメリットに留意しておく必要があります。そのため、われわれは、子どもの状況に応じて、養育者や関係者が「今このとき」に必要な情報を選択して提出するように心がけています。時期の誤った情報は関係者を混乱させることにもなるからです。

われわれは、介入の戦略として、まず関係者に連絡を取ることにしています。これは診察室での行動観察だけでは子どもを理解するには不十分で、子どもの日常につき合っている関係者からの情報が必要不可欠だからです。これには当然養育者の承諾が必要ですから、関係者に手紙で連絡を取る場合、養育者の家に送付し、中身を読める状況にして、養育者から関係者に渡してもらうように

○○小学校　××先生御机下

いつも子どもたちのことでお世話になっております．

先生のクラスの◎◎君のことでご連絡いたします．
○月○日，◎◎君が，「何度注意しても態度が改まらない，小さい時から落ちつきがない」ということで，母親と一緒に当院児童外来を初診しました．
母親によると，胎生期，出生時に問題はなく，初期の運動発達も良好で，言葉は2歳少し前からぼちぼち出てきたといいます．

心理社会的な発達は，視線はよく合いますが，時に興味のあるほうに向いてしまうと呼びかけに振り向くこともできないときがあります．幼稚園時代のお友達とは，遊びのルールがわからず，勝手に遊んでしまい，時に仲間に入れず乱暴したりすることがあったようです．現在まで，ともかく多動でひとときもじっとしないといます．スーパーで迷子になって母親がよく呼び出されたともいいます．

診察場面では，◎◎君は，全く物怖じせず，質問にはきはきと応えますが，お話の間，終始体を小刻みに揺らせて，10分もするときょろきょろし始め，とうとう診察室を出歩くようになりました．

学校での学習は，それほど拒否感はないようですが，こうした行動のため，集団生活がなかなか円満にいかないのだろうと思います．

私としては，これまでの発達の状況を聞き，なんらかの軽度発達障害があるのかもしれないという印象を持ちました．

今後，◎◎君については外来で見続けていく予定です．子どもと親御さんにとってよりより支援策を考えていきたいと思います．


そこで，先生には学校での様子などについて情報やご意見などを承りたいと思います．お電話でもよろしいのですが，実際にお会いできればと思っています．ご多忙中のところ本当に申し訳ありませんが，ご検討いただければ幸いです．

なお，今回の先生へのご連絡については，ご両親から許可をいただいております．

なにとぞ，よろしくお願いいたします．


ご不明な点も多々あろうかと思います．その際はご遠慮なく私のところまでご連絡いただければ幸いです．

なお，この情報については，慎重なご配慮をお願いいたします．

○年○月○日
住所・・・・・・・
△△病院
電話・・・・・・・
児童部門　田中康雄

図11　関係者への手紙例（1）

しています（図11）。さらに養育者の承諾が得られれば、子どもの様子（ときには診断名も）を関係者に手紙などで伝えています。ここでもまず養育者の自宅に手紙を送付するようにしています。診断名や対応策などになると、養育者にとっても、診察室内での口頭での説明だけでは消化できず、困惑してしまって、われわれの言葉が十分に伝わらないことも少なくありません。また、当日来院できなかった他の家族のためにも、あとに残る資料を手元に残しておいてもらうことは必要な作業だと思います（図12）。もちろん、手紙を関係者に送るときは、できるだけ参考資料も提供するようにしていますし、いずれ近いうちに会いたいという意思表示をしておきます。また、ときには、LD、発達性協調運動障害やPDDなどと判別がつかない子どもたちもいます。その場合は、手製の手引きなどを配布し、参考図書を適時推薦し、情報提供に配慮しています。こうした情報提供をする場合、気をつけなければならないことに、関係機関による守秘義務の徹底があります。情報管理を厳重に守ってもらわなければなりません。私は過去に、ある子どもの担任がその子の障害名を生徒全員に一方的に話してしまったり、養育者同士の懇談会で公表してしまったという苦い経験があります。

あくまでも目的は、最低限の情報の共有をもとにして、子どもを十分に理解してもらうことです。こうした守秘義務だけでなく、われわれの行為が、障害名の一人歩きやレッテル貼りに陥っていないか、個々の子どもと養育者にとって役立つ行為か否か、関係者間で誤解が生じていないかなど、

○○小学校　××先生御机下

いつも子どもたちのことでお世話になっております．

先生のクラスの◎◎君のことでご連絡いたします．先日はいろいろと学校での様子を教えていただき，ありがとうございました．◎◎君は，現在も当院児童外来を通院しており，先日行いました心理検査の結果も出ましたので，とりあえずの診断（見立て）を含め，ご連絡差し上げたいと思います．

心理検査についてご説明しますと，別紙（実際のデータをコピーして同封してあります）のように知的にはWISC-Ⅲで IQ93と正常範囲です．言語性91，動作性97と両群間での差はほとんどありませんが，それぞれ下位項目での変動は大きく，バランスの悪い発達の歪みをもっていらっしゃると判断しました．

4つの指数では，処理速度，知覚統合指数がよく，注意記憶が他に比べ若干低値を示しております。

下位項目の傾向ですが，言語面では類似，単語，理解，数唱が高く，知識，算数が低い傾向にあります．短期の聴覚的な記憶は良い方ですが，抽象的思考が弱いようです．動作性の下位項目では，完成，積み木，記号が良く，単純な視覚入力・処理は良いほうです．しかし符号，配列，迷路が悪いことから集中力，時間的推移・推論での問題を示しております．さらに行ったK-ABCでは，同時処理が弱く，継時処理が強いという結果がでており，下位項目では，手の動作と，視覚類推，算数が悪く，一方，なぞなぞは良い結果でした．単純な視覚処理，言語理解は良好で，WISC-Ⅲと同じ傾向で，機転が良いという特性がわかります．また，ベンダーゲシュタルト検査からは，作業が早くせっかちさがあり，衝動性，忍耐力の乏しさと不安の強さが目立ちました．

ここで，◎◎君の問題点を整理すると言語面では抽象思考に難があり，非言語面では時間類推に問題があると思われました．一方，視覚・言語認知は良好で，機転が利きます．情緒的にはせっかちで，自己評価が低く，自己価値観も低い状態にあると言えます．

私としては，先日お教えいただきました学校での状況とも考え併せ，これまでの経過から「注意欠陥多動性障害」を疑います．

「注意欠陥多動性障害」についての詳細は，同封した参考資料を読んでいただきたいのですが，一般にこうした子どもさんは「注意欠陥多動性障害」の

図12　関係者への手紙例（2）

もつ特徴である「多動，不注意，衝動性」に加え，集団生活，あるいは学習の場面で自分の能力が生かしきれず，失敗体験あるいは，叱られ体験，認められない体験が多くなり，それをできるだけ回避するために粗暴になったり，無気力，その場しのぎの対応に終始してしまいがちになります．これが，周囲の目には「乱暴，やる気がない，うそつき，いいかげん，」という風に見られてしまいます．そのため，周囲のおとなは，指導として時に強く叱責したり，情緒的に関わろうとすることがあります．しかし，簡単にはおとなの期待に添えず，周囲にさらなる失望と怒りを買い，次第に叱責が強まったり，対応が冷たくされるといった悪循環が生じやすくなります．

そのため，一般にこうした子どもは自己評価が低下し，達成感は味わえず，さまざまな面でやる気を失っていきます．われわれが二次的情緒障害と呼ぶ状況に陥るわけです．

今後，戦略的には，1）多動性，2）衝動性，3）自己価値観に留意して対策を練る必要があります．

そこで，ご多忙中のところ本当に申し訳ありませんが，今後の対応について，一緒に検討させていただけないでしょうか？　先日のようにお会いできればと思っていますが，今度は私の方で，学校におじゃましてもよいかと思っています．ご検討いただければ幸いです．なにとぞ，よろしくお願いいたします．

なお，今回の先生へのご連絡についても，ご両親から許可をいただいております．

ご不明な点も多々あろうかと思います．その際はご遠慮なく私のところまでご連絡いただければ幸いです．

なお，この情報については，慎重なご配慮をお願いいたします．

○年○月○日
住所・・・・・・・
△△病院
電話・・・・・・・
児童部門　田中康雄

常にチェックし続けなければなりません。

重ねて、養育者の心の動きについても理解しておかなければなりません。前述した養育者の心の五段階を参考にし、養育者の魂の動きに心を添わせて、今どの段階にいるのかを査定しておかなければなりません。どのような正論も、タイミングによっては誤りとなり、養育者をただ追いつめてしまうだけになりかねないからです。

二、対策

こうして動くことのできる関係者が明確になっていくと、対人関係レベル、実務担当者レベルでのネットワークが準備されていきます。その上で、病院内でできることと、現場でできることを分けて考えていきます。

ＡＤＨＤの治療的姿勢の基本は、多面的アプローチです。個人への精神科的介入や薬物療法、家族療法や環境整備としての理解者の養成、さらに子どもたちの行動を適切な行動に置き換える行動変容療法や対人行動訓練、社会的スキル訓練（ＳＳＴ：Social Skills Training）などを、家族や教育者などの関係者と協力しあいながら行うことです。

当然、病院内でできる対策・治療的介入とは、治療選択と内容の吟味になり、現場でできることは、病院内で組み立てた介入方法の確認になるわけです。病院内での非日常的空間から生まれた対応を日常的空間に汎化していくためには、対応策を丁寧に現場に伝え、現場からは実際の状況をフィードバックしてもらわなければなりません。こうした双方的コミュニケーションによってはじめて多面的アプローチが生きてきます。

私自身は、これまで薬物療法と環境整備、さらに関係者への啓発・研修活動を行ってきました。さらに最近は、養育者と関係者を一同に集めての合同情報交換会なるものを適宜開くようにしています。そのなかで痛感しているのは、薬物や具体的な支援策を協議する以前の問題を整理してからでないと、多面的アプローチは作動しないということです。養育者と関係者が同じ舞台に立つこと（本当の意味での共通理解、わかりあえたという実感）を、まず保障しなければいけないということを痛感しました。

三、支援

そこで、多面的アプローチが作動できるチーム作りを考える必要が生まれます。ここでは、こうしたチームを作り支えるための見える支援と見えない支援について述べておきたいと思います。

多少義務感色の強い実務担当者レベルでの話し合いの中で、担当者がこれまで以上に子どもを理解し、養育者と子どもに対し明確かつ自信を持った姿勢で臨める、という感触を持ってもらうことが目的ですから、われわれは具体的な対応策を丁寧に説明する必要があります。これまで担当者は、子どもの行動を適切に管理指導できなかったということで、養育者同様、周囲から誤解され批判され、孤立している場合が少なくありません。具体的な示唆により、担当者に日々の自信が戻り、さらに創造的な対応策が生み出せることで、担当者が蘇生します。保育・教育的対応策とは、実はとても「CREATIVE」な作業ですが、こうした作業のなかで担当者も新たに創られてくる（再生する）ように感じます。子どもにある問題が明確になると、多くの関係者は真摯に問題に取り組もうとしていきます。

さらに、保育・教育の現場と家庭とが一貫して子どもと向き合っていくために、関係者全員で定期的な情報交換をする必要性が生じてきます。担当者とのお便り帳のやりとりや授業参観での懇親会、あるいは日々の外来での相談、または後述する合同情報交換会などがそれに値します。それにより、これまで孤立しながらの向き合いを強いられてきた養育者に、関係者が「援軍」となって養育者を支えるという図式が生まれます。これらが見える支援と呼べるものです。

見えない支援とは、対人関係レベルのネットワークを駆使して、実務担当者や養育者を側面的に支えることを指します。「他職種連携」は、なかなかうまくいかなくて当然というところがあります。しかし、養育者や関係者は子ども理解が進めば進むほど連携の効果を期待します。期待を失望いま行っていることに変えないために、できる限りの側面的支援を行う必要があります。ここでは、「いま行っていること」を明確にしつつ、束になって関わっているという状況に大きな意味を持たせ、全員の「精一杯の努力」に対して、継続的なエールを送ることです。厳しい現実を受け止めるなかで、関係者各自が「自分の役割と価値」に気づくことが希望となります。子どもたちの成長を信じての介入を、明日に確かに存在する希望[2]としなければなりません。

また、困難な関わりを報われない仕事にしないためにも、実務担当者たちは、それぞれの組織の長にきちんと評価される必要があります。そのため、機関・組織レベルのネットワークが作動するときに、実務担当者の働きぶりを強調する配慮が求められます。同様に、養育者は家族に評価されなければなりません。幼稚園・保育所なら園長先生に、教員は学校長に、母親は父親に、きちんと「これまでの努力を認められ、ねぎらっていただく」ことです。「ほんとうに、よく頑張ってきたね」この一言を待っているのは、子どもたちだけではありません。誰でもご褒美はうれしいものです。

こうした実務担当者たちを支える支援を、見えない支援と呼びたいと思います。

●J先生のその後

「先生、忙しいところ悪いけれど一度学校に来て」懇意にしている小学校養護教員からの電話です。彼女の見立てでは「ＡＤＨＤを限りなく疑う子ども」が、あるクラスにいるということでした。

あの新任のＪ先生のクラスです。

さっそく学校を訪問しました。学校側の判断は先に述べたとおり担任の力量不足という評価です。私は二時間ほど授業参観し、非常に沈痛な表情で校長先生に話をします。

「かなりひどい状況ですね。Ｊ先生は非常によく努力していますが、これはどのような教員をもってしても難しい状況です。クラスを小さいサイズにするかT．T．（チームティーチング）制度を利用すべきです。私が見たところＡＤＨＤのある生徒ではないかと疑うべき生徒が少なくとも三名はいます」

校長先生が「それは大変だ」という表情を示したのを確かめ、さらに追い打ちをかけます。養護教員に対して、

「早急に校内に対応できるプロジェクトチームを作りあげてください」と伝えます。養護教員は校長先生を見つめます。校長先生は大きくうなずき、チームの構成メンバーを教頭と検討するように明言しました。

これは、実は管理職に必要性を感じてもらい早急に動いてもらうために、養護教員と事前に書いたシナリオでした。Ｊ先生をつぶさないための苦肉の田舎芝居です。

その後、生徒の養育者と学校内で面接し、必要な説明と受診を勧めました。二名はＡＤＨＤで、

一名はLDという診断でした。

その後は校長の計らいでT．T．的活用と校内研修会が充実し、J先生は今ではこうした問題を抱えた子どものクラスの担任の相談役もやっています。

＊　＊

現場に足を踏み入れる場合には、多少はこのようなシナリオが必要な場合があります。このような介入は、対人関係レベルのネットワークが不可欠です。ですから、キーパーソンの見えない中での介入は、するほうも、される側も、過緊張状態に置かれてしまい、あまりうまくいきません。「できることから始める」のが鉄則ですから、できるときが来るときを待つという姿勢も大切です。

●C子ちゃんのその後

「先生、あの子がADHDとかいうものならうちのクラスの半数はADHDになってしまいますよ」と担任に断定されたC子ちゃん。私はお母さんと相談したうえで、学校側へのアプローチは、しばらくは控えることにしました。一年後の五年生の進級時に、校長が変更になったということを聞いて再度授業参観と懇談をしました。

私のADHDの説明を聞いていた新しく来た校長先生は、「そうだったのですか。あの子はいつも明るく『校長先生おはよう！』と挨拶してくれます。実に明るく元気な子どもだと思っていました。親御さんが学校側にあまりよい印象をもっていないという話を聞いていましたが、わかりました。実は私が教員時代、先生が話された、ＡＤＨＤあるいはＬＤのある子どもと今なら言えるような子どもを受け持ったことがあります。私の頭の中で今Ｃ子ちゃんが見えました。今後、学校側の理解を深めたいと思います」と言ってくださいました。

その後も劇的な変化はありませんでしたが、この校長先生の理解は見えない支援になりました。その結果、中学進学時には、養育者と、小学校と中学校の関係者を一同に集めた合同情報交換会を開くことができました。

四、実施　〜具体的な対応策〜

実施に際しての基本的な心構えは、「何事も一喜一憂せず、一定期間続け」て、決して「短絡的な因果関係に陥らない」ことです。具体的な対応策についてここで述べておきますが、上述したように、そもそも多面的なアプローチとして取り組む必要性があるため、各項目が重なり合うように交錯するように展開されていかなければなりません（表８）。

表8　具体的な対応策

①啓発活動・学習会
②薬物療法
③行動に注目した関わり
　a）子どもへの接し方の基本的心構え
　　ⅰ．よい行動を肯定的に強化し，よくない行動は無視して強化しない
　　ⅱ．褒めること，認めること，勇気づけること
　　ⅲ．関係者が挫けないために
　b）教室での接し方
　　ⅰ．しっかりした構造作り
　　ⅱ．子どもと一緒に考える
　　ⅲ．注意力への戦略
　　ⅳ．衝動性への戦略
　　ⅴ．多動性への戦略
　　ⅵ．学習困難への戦略
　　ⅶ．不安定な情緒面への戦略
　　ⅷ．社会性への戦略
　　ⅸ．破壊的な行為への戦略
　　ⅹ．自尊心への戦略
　c）家庭での接し方
　　ⅰ．家族関係の強化
　　ⅱ．役割意識を持たせる
　　ⅲ．しっかりした構造作り
　　ⅳ．責任感への戦略
　　ⅴ．家庭学習の戦略
　　ⅵ．自尊心への戦略
　　ⅶ．周囲への理解のための「カミングアウト」
④本人への告知の問題
⑤評価と慰労

①啓発活動・学習会

現場は、子どもの特徴を理解することと、状況に見合った具体的な対応策を必要としています。そのため、子どもがどのような状況に置かれているか、現場全体の理解度や子どもに対する評価、養育者に対する構えなどを明確にしていかなければなりません。しかし、軽度発達障害そのものの理解が十分でない現場では、全体の理解力アップのため研修会や学習会などを開いてもらうことから始める必要があります。

学習会やミーティングの持ち方はさまざまです。すでに実践されている先輩の方や他職種者に来てもらい、講演などをしてもらうことでもよいでしょう。講演会のあとに、関係者を集めた実際のケース検討会などが行えると、関係者の力量と現場の実情も判断できます。また学習会だけで終わらせずに、その後定期的なミーティングに移行したり、さらに学習を深めるための研究会を発足してもよいでしょう。一方、ただ集い愚痴る会がこうした啓発活動のあとに開かれると、閉塞感を解消することができます。大切なのは、「明日につながる学びと話し合い」をすることです。そこに集い合う仲間同士との出会いが、その後の対人関係レベルでのネットワークを作り上げていきます。

留意点は、何度もふれているように、ＡＤＨＤ問題が作り出す悪循環です。子どもの示す行動が、基本的な症状か二次的に生じたものかを常に検討し続ける姿勢が大切です。また、学習会やミーティングが、誰かを責めたり、追いつめたりするものであってはいけません。参加すること自体を苦痛な会にしてはいけないのです。私は、その打開策として、杉山[3]の提唱するインシデント・プロセス法（表9）は非常に参考になると考えています。この方法は、他職種者によるグループ討論会のひとつのあり方を示しています。特色は、症例呈示者にレジメ・資料の作成などといった物理的負担と、参加者に責められる・苦言を呈されるといった精神的負担が課せられず、参加者全員も主体的に対策を考えるという姿勢で会に臨むため、各自の学習効果があがり、参加者全員がたくさんの気づきと具体案を得ることができるものです。

●Xくんと学校関係者

「次回の検討会はいつですか？」と中学の養護教員から電話が来ました。中学に行ってからようやく受診にこぎつけたXくんについて、その学校は入学前から学習会と担当者での検討を重ねていました。母親は学校側の誠意を感じ、二回目の合同検討会で私が言葉にした診断名を笑顔で頷いて聞いてくれました。

三回目の検討会には父親も登場し、夫婦で子どものよい点、心配なところなどを語っていきました。

私は終始、養育者の一貫した子育てあるいは子どもとの向き合いを評価し、学校側の誠意と実直

表9　インシデント・プロセス法（杉山）[3]によるグループ検討会の流れ

目的	内容	かける時間
1．症例呈示	症例呈示者による，問題となる場面の紹介．	5分間程度
2．情報収集	一問一答形式で，参加者全員が「自分なら，問題解決のためにどのような情報が必要か？」やりとりする．	1時間程度
3．問題の絞り込み	症例に必要な現実的に解決を図らないといけない部分に焦点を当てる． 参加者全員がさまざまな提案をし，司会者が整理する．	15分程度
4．具体策	その問題に，参加者全員が自分なりの対応策を理由とともに発表する．抽象的な提案は避ける． 各自の対応策について，呈示者からの意見・反論があれば最後にまとめて行う．	20分以上
5．シェアリング	参加者全員で，学んだことを述べ合う．	10分程度

な対応を評価しました。

「ここに来て話をすると、疲れがとれる。また明日からがんばろうという気持ちになる」といって先生方が帰っていきます。

私は、これは医療なのだろうかと首を傾げつつ、夜の病院玄関で彼女たちを見送ります。

「今度は飲みましょうね」これが実現したことは残念ながら、ない。

②薬物療法

私自身は、子どもにおける精神科的な薬物療法は、「万能でなく、唯一の治療法ではない。まして薬物だけで問題解決できるものはなく、環境整備との相互作用でもっとも効果を発揮する」という考え方を持っています。

ＡＤＨＤのある子どもたちにおいても同様です。まず、環境を整備して、周囲の理解を深めることと同時進行的に行う必要があります。

いかなる理由があるにせよ、「毎日特定の薬を決まった時間に服用する」子どもたちのつらさを、ぜひ周囲の方々は充分に理解してあげてほしいのです。毎日薬を飲むということは、自分でやってみるとわかりますが、それはとてもとても大変なことです。

現在われわれが、ＡＤＨＤのある子どもたちに使用する薬物は、リタリンに代表される中枢神経刺激薬と抗うつ薬です。

中枢神経刺激薬は、ＡＤＨＤのある子どもの第一選択剤として使用されるものです。中枢神経刺激薬としては、日本ではメチルフェニデート（商品名：リタリン）とペモリン（商品名：ベタナミン）の二つがあります。一般的には、まず中枢神経刺激薬から服用してもらいます。ある程度の期間、充分な量を用いても、改善が認められなかったり、無視できない副作用が出現した場合は、二番手として抗うつ薬の使用に切り替えます。

ここで注意しておくべきことは、中枢神経刺激薬と抗うつ薬は、現時点でＡＤＨＤに対して健康保険が適応されていないということです。日本では、ＡＤＨＤに対して健康保険が適応となってい る薬物はひとつもないのです。そのため、ＡＤＨＤのある子どもに対して、中枢神経刺激薬や抗うつ薬を用いる場合は、医師の診断に基づく判断と、家族と本人への充分な説明と同意が必要になります。

こうした手続きののち、子どもたちは薬物を服用することになりますが、大切なことは服用している薬物の効果判定です。

薬物の効果の有無は、多くは学校など、子どもたちが日々生活を送る現場での行動評価から判定しなければなりません。そのため、本人、養育者、関係者の判断が重要な情報になります。また、薬物の効果だけでなく、量の決定においても、どの程度の量を用いたときがもっとも適切な状況を示したか、本人、養育者、関係者からの情報が決め手となります。

そのためにも、最低限の薬物情報を提供しておく必要があります。

ここでリタリンについて簡単に説明しておきますと（表10）、一般名はメチルフェニデートといいます。ADHDのある子どもに対してなぜ効果があるのかという点については、ドーパミンとノルエピネフリンという神経伝達物質を増加させることで、脳の覚醒水準を上げ、注意集中を持続させると考えられていますが、詳細はよくわかっていません。

使用するときの子どもの年齢制限ですが、六歳以上が望ましいと言われていますので、多くは就学後から用いられると考えてよいと思います。

現在日本で使用できるリタリンの剤型としては、一〇ミリグラムの錠剤と散剤があります。

服用方法としては、二・五〜五ミリグラムの一日一回朝服用から始めます。食事時間との関連はないので、食前でも食後でもかまいません。薬の効果については、個人差がありますが、服薬後三〇〜四五分程度から発揮してきて、三〜五時間程度は有効であろうと言われています。こうした効果を判定しつつ副作用に注意しながら、二〜三日間隔で二・五〜五ミリグラムずつ増量していきます。一回量の上限はおおよそ二〇ミリグラム、一日量の上限は八〇ミリグラム程度と考えられていますが、いずれにしても個人差があるので、担当医と充分に相談しながら検討していただきたいと思います。効果持続時間が短いので、できるだけ効果が消失する前に次の服薬を勧めます。そのた

表10　リタリンについて[4,5]

項目	内容
一般名	メチルフェニデート
作用機序	神経伝達物質（特にドーパミンとノルエピネフリン）を増加させて，中枢神経系の覚醒と注意集中を持続させるようだ（詳細はわかっていない）
使用する子どもの年齢	6歳以上が望ましい
使用量	0.15mg/kg～1.0mg/kg（個人差あり） （1回上限20mg，1日上限80～90mg）
効果発現時間	服薬後30～45分程度（個人差あり）
効果持続時間	3～5時間（個人差あり）
服薬方法	初回は2.5～5mg1日1回から始める 2～3日間隔で2.5～5mgずつ増量 食事時間との関連は重要視しないでよく，食前，食後いずれでもよい． 効果持続時間を正しく判定し，効果時間内で1日3～4回に分けて服用することが大切
留意点	睡眠に影響を与えないために午後4～5時以降の服薬は勧めない
標的症状	多動．注意集中困難，衝動性，不安感
改善率	75%前後
改善困難な症状	社会的技能，反抗的・攻撃的言動，認知障害に基づく学習障害
指摘されている心配な事柄	回答と対応策
・身体的成長を遅らせる？	否定的見解が多い
・依存しやすい？	子どもの場合，極めて少なく，禁断症状も出ないと言われている 抗不安薬や睡眠薬を同時に服用している場合は，その薬の方が依存に陥りやすい
・ハイな気分（陶酔感）を味わいやすい？	子どもの場合，極めて少ない
・服薬効果消失後のリバウンド（非常に活動的，興奮しやすい）	最後の服用量を減量する
・副作用出現時の対応は？	用量減少してもコントロール困難な場合，別な薬物に置換する （副作用の項目は，付録16の副作用のチェックを参照）
服用をやめる場合	効果は明らかでないとき，副作用がコントロールできないときなど
予測した効果が得られないとき	1）診断の再検討 2）第2選択薬などを考慮する（表11）

め、行動観察を充分に行い、次の服薬時間を設定しなければなりません。一日数回に分けて服用することもありますが、夜の睡眠に影響を与えないためには、午後四～五時以降の服薬はしないほうがよいでしょう。

リタリンが効果を発揮する症状とは、多動、注意集中困難、衝動性、不安感などと言われており、その改善率は七五％前後と考えられています。

一方で、社会的技能、反抗的・攻撃的な言動、認知障害に基づく学習障害などは、リタリンでは改善の難しい症状と言われています。

これまで、リタリンについて、身体的成長を遅らせる、依存しやすい、ハイな気分（陶酔感）を味わいやすい、などといった心配な事柄が指摘されていますが、身体的成長における弊害は、長期の研究結果から現在否定的な意見が多いようです。また、薬物依存については、子どもの場合、極めて少なく、禁断症状も出ないと言われています。子どもによっては、抗不安薬や睡眠薬も同時に処方されていることがあり、どちらかというと、そちらの薬のほうが依存に陥りやすいと思われますから、注意が必要です。リタリンを服用することでハイな気分になるという意見についても、子どもの場合、極めて少ないと言われています。

しかし、副作用が全くないわけでもありません。さまざまな副作用の出現の有無もチェックしておかなければなりません。私は現在、薬物療法については、そのほとんどがリタリンを使用していますので、独自の評価表（付録16）を用いて、効果と副作用についての情報を聴取しながら行っています。多くは食欲不振や睡眠障害（不眠、熟眠障害、悪夢、起床困難など）、腹痛（胃の痛み）、頭痛などが認められることがあります。その場合は、服用量や服薬時間を調節したり、胃薬の併用などで消失することが少なくありません。時に服薬効果消失後に非常に活動的になったり、興奮しやすい状態を示すことがあります。これはリバウンドとよばれ、原因としてはリタリンの服用量が多いときによく見られます。最後に服用する量を若干控えることでコントロールすることができます。

そのほか付録16に示したように、体重減少、チック、めまい、発疹、紅斑、夜尿、イライラ、不安・緊張、心配性、神経質、悲観的になったり極端に泣く、疲れているように見える、一点を凝視したり、ボーっとしている、社会的ひきこもり、頻脈といった症状が見られることもありますが、このような場合は、常に副作用の可能性に留意して担当医と相談してみてください。

さまざまな調整をしても、副作用のコントロールが困難な場合は、別な薬物に置き換えます。服用をやめる場合は、こうした副作用がコントロールできないときと、リタリンの効果が明らかでないときです。

また、予想した効果が得られないときには、いま一度診断自体を検討する必要があります。

第二選択剤としての抗うつ薬とその他の薬物についても簡単に説明しておきます（表11）。

表11　その他の薬物について[4]

他に期待される薬物	標的症状	留意点
抗うつ薬	抑うつ・不安症状，落ちつきのなさ，攻撃性・衝動性	リバウンドは少ないが，眠気，口渇と心機能障害に注意
抗精神病薬	興奮や混乱状態，強い敵対心や衝動性	パーキンソン症状，その他
抗てんかん薬	攻撃性，衝動性	眠気，眩暈，小脳失調など
抗不安薬	パニック，不安，抑うつ症状	眠気，依存性
パーキンソン病治療薬	注意持続時間の改善，認知機能の改善情動不安	低血圧，眩暈，不眠など

抗うつ薬は、抑うつ・不安症状、落ちつきのなさ、攻撃性・衝動性などを改善すると言われています。効果発現までに一週間以上の時間が必要で、リタリンに比べ、速効性はありません。そのため、リバウンドは少ないのですが、眠気、口の渇きと心機能障害といった副作用に注意してください。

そのほか時に使用される薬物としては、興奮や混乱状態、強い敵対心や衝動性などを改善するために抗精神病薬や抗てんかん薬などを用いることがありますが、いずれもリタリンほどの高い改善率は認められていません。

薬物は、効果もあれば副作用もあります。長期に服用する場合、漫然とした服用を避け、常に担当医と相談する必要があります。

●aくん

小学二年の男児、aくんは、不登校になっていました。小学一年生のときから、からかわれたりいじめられていました。

私は診察室で、「学校の先生は相談にのってくれないのかい？」と問うと、とても冷めた表情で「先生というのは生徒の悩みには答えてくれない」と返事しました。勝手な行動、ときに乱暴するaくんに対して学校側が「aくんは悪い子」という先入観をもっていたようです。

三年生になって担任も替わり、私は養育者と一緒に学校に交渉に行きました。窓口にでた教頭先生は、説明に「ADHDということはわかりました。しかし、行動面だけでなく、学習も不振ですし、一般教室での授業は無理かと思います」といいました。

すると、担任が「もう少し、私に任せてくれませんか？」ということで、話し合いは一時中断となりました。駅までの道、担任と私は腹を割った話をしました。「このままではいけない。養育者もだんだん学校に不信感を持ってきている。aくんには薬を飲んでもらおうと思うが、しばらくはその効果について慎重に見てもらいたい」と私がお願いすると、担任は「実は私は以前からaくんを見ていて放っておけないと思い、今回担任に志願しました。学校側は少し体面的な状況を気にしています。今回のことも窓口は教頭先生ということになっていますが、私はこれからも個人的に先生と連絡をとっていきます」と話してくれました。

服薬後、ａくんは外来に来たときに「あの薬は効くみたいだ、頭が整理できる！」と明るい表情で語りました。幸い、リタリンの効果が認められたようで、家でも積極的に自宅学習していると報告されました。同時に担任は、何度となく教室で起きるさまざまな事柄（これまでもあった子ども同士のいさかいですが）に対し、当事者すべての話を公平に聞き、毅然と正しく子どもたちに対応してくれました。

「今度の先生は、きびしいけど、決めつけないいんだ」ａくんの先生への信頼感も大きくなっていきました。

どんなに経過がよくなっても、担任は、長期休暇のときは必ず病院を訪ねてくれ、ａくんの近況を報告し続けてくれました。

現在は、元気に中学に通い、学習にクラブ活動にと生き生きとした生活を送っています。

＊　　＊

私は、このケースは、担任の誠意あふれる態度がすべての歯車を良い方向に動かした例で、決してリタリンが著効したものとは思っていません。リタリンはほんの少しお手伝いをしただけと思っています。

③行動に注目した関わり

次に、薬物以外の具体的な対応策について述べたいと思います。これは宮本[4]が指摘してきたように、行動変容技法、子どもの行動をよい行動に置き換えるという方法を基本にしています。

《子どもへの接し方の基本的心構え》

ここでは、子ども一般にも応用できる二つの視点を最初に示しておきます。

A　良い行動を肯定的に強化し、良くない行動は無視して強化しない

基本的には、まず子どもの行動を「良い行動」と「悪い行動」と、おとなのほうではっきり識別することです。そして良い行動に対して、われわれは常に肯定的な態度で認め、励まし、その行動を強化し、それ相応の一定の報酬を与えます。良くない行動と規定したものは、ちょっとしたことなら完全に無視をして、そうした行動とは全く別な行動に興味を持たせ、良い行動に置き換えていきます。良くない行動に対して、叱ったりすることは一時的には効果もありますが、逆にわれわれの注目を引くといった行動になってしまい、そうした「周囲の注意を引く」ということ自体が子ども側の「報酬」になってしまう危険性があります。ある行動を強化させないためには、ふざけさせたり、感情的にならずに、落ちついて一貫した態度を演じなければなりません。懲罰や感情的に怒りをぶつけることは、一時的な効果しか得られず、あとあと子どもに怒りや無力感を持たせてしまいます。

われわれがこうした関わりをするには、何回もの繰り返しが必要で、諦めず、落ちついて対応する心構えが求められます。こうした気分になれないときは、別な人に関わってもらうか、最初から無理に関わらない（無視することですから、その行為を強化することにはなりません）ことも必要です。いつもうまくやらないといけないという気持ちは、あまりにも立派すぎて、現実的ではありません。

●養育者の声・教師の声

「叱らないで褒めるように言われても、なかなかそれができなくて、できない私が情けなくて」と自分を責め、「でも、どこを褒めればよいのか、この子褒めるところなんてなにもないんです。叱るところは沢山あるのですが」落胆する母親からの相談です。

「先生、褒めるっていっても、悪いことしたときは叱っていいですよね？　まさか、友達を叩いて叱らないなんてことはないですよね？」真剣に尋ねられるベテランの教師からの相談です。

＊　　＊

みんな悩んでいるのです。

B　褒めること、認めること、勇気づけること

子どもには、ともかく褒めることが大切といわれます。これがとても有効な時期は、「褒められることがよくわからない時期」と「褒められることを求める時期」です。このような時期には、身体接触を主にして、「だめ」と「よい」と教えます。それがわかってきたら、「マル！」とか「ピンポーン」という声かけに喜ぶようになります。褒めるときの言葉を統一し、大きな身振りで伝えてほしいときです。身体接触も多くして、体に大きなマルを書いてあげたり頭をなでたりしてもよいでしょう(7)。

次第に、褒められたいから認めてもらいたい時期に変わってきます。しかし、認め方として、ときに子どもの示した結果への評価になってしまうことがあります。「一〇〇点取れたなんて、なんて良い子なの！」という声掛けは、「一〇〇点取れないと、良い子とは思われない」という思いを子どもに伝えてしまうことになります。「良い点数だね、がんばったね」とか「この問題、よく解けたね」と結果に至った経過に光を当てるような言い方なら、五〇点のテストでも、「おしかったね、でもこの問題は前には苦手だったのに、よくできたね」とか「ちゃんと最後まで、問題に取り組んでいたね」という評価を伝えることができるはずです。こちらの価値観を押しつけるような

「褒め言葉」でなく、今のありのままの子どもの行為を肯定的に受け止めること、それが「認めること」です。見返りを期待しない無償の行為です。

その後、子どもの示す言動の非常に細かいところに目を向けていきます。一挙手一投足に注目していくわけです。これが「勇気づけ」になります。

子どもを勇気づけるには、その子どもの特性を知り、時々の細やかな言動に注目し続けておく必要があります。たとえば、子どもがいつになく誇らしげにしているときには、「ボクもうれしいよ」「がんばったね」「努力が報われたね」などと言って、成功体験を強化させたいものです。また、成功・失敗の境目にあるときには、「ここは、とてもよいね」とか「残念だったね、でも努力していたよ」「ずいぶん進歩したね、ボクはびっくりしたよ」とか言いたいものです。何らかの判断が求められるときも、すぐには答えず「君はどう思うの？」と尋ね、「ボクとしては、こんなふうに考えるけどね。いや、あくまでもボクの提案だけどね」とさりげなくこちらの意見を押しつけでなく伝えたいものです。子どもが自主的に選択する想いを大切にしたいからです。結果を引き受ける子どもになるためにも、自発的な行為か押しつけの行為になってしまうかは、大きな分かれ目です。

また、子どもの性格や傾向については、できるだけ肯定的なメッセージに置き換えて表現するべきです。たとえば、「あの子は気が小さくて」という評価に対し、「そうですか、優しい子どもなのですね」とか、「乱暴で困ります」という表現には、「想いがすぐ行動になってしまうのですね、ちょっと誤解されやすい、そういった意味で不器用な子どもさんなのでしょうが、積極的なところもあるのでしょう」というふうに。そのうえで、「もっと、上手に生きていく術を学んでもらいたいものですよね、そう思いませんか？」と説明し、相手を新たな子ども理解者として、仲間に加えていくようにしたいのです。こうした表現をする方たちは、実は子どもに一番近い人たちで、本当は「なんとかしたい」という思いをもっている方たちばかりです。うまくいくと、重要なサポーターになってくれる可能性を持つ人たちです。

おおよそ、幼児期は褒める、学童期は認める、思春期は勇気づける対応と考えてもよいかもしれません。

C　関係者が挫けないために

それでも、どうしても否定的な面が強調されてしまう子どもの場合は、子どもにあるADHDについて何度も説明し、問題の外在化を計る必要があります。[8、9] この外在化は、問題をとりあえず、非日常的な問題（医療的課題）に棚上げすることを意味します。問題によっては、できるときが来るまで待つ必要があります。優先順位に立ち戻り、なかなか解決策が見あたらない問題は、後回しにする判断も必要です。多くは、問題の大きさに関係者があせり、性急な結果を求めている場合や、関係者全員の足並みがそろっていないときに勃発しているようです。重要なことは、「落ちついて、諦めないで、これまでの経過を振り返り、少しずつ積み上げてきた流れを再確認する」ことです。

振り返りながら再評価しつつ前進していきましょう。

《ライフステージからみた発達特徴と支援のあり方（表12）》

ここでは、ＡＤＨＤのある子どもの特徴とそれに対する配慮と支援について、ライフステージに沿って考えてみたいと思います

表12は、ＡＤＨＤのある人の、それぞれの年代時期における特徴をまとめたものです[10,11,12]。これによると、ＡＤＨＤ的な側面は、たしかに加齢とともに軽減し、就学後からは、情緒・行動面での問題が顕在化していくようです。また、養育者の関わりも当初は戸惑いや困惑のなかで、強いストレス下に置かれていますが、就学後から自責的になり、先の五段階説でいうところの③取引き（訓練）段階に至るようです。こうした流れに対して、できることから始めようという支援の鉄則に従って考えてみる必要があります。

これに対して、各ライフステージにおける社会的支援を考えてみたのが表13です[12,13,14,15]。養育者への支援、本人への支援、関係者に対する支援という三つの支援策を考えてみました。それぞれについては、表13に述べておきますが、それぞれの支援に重要な構えがあることを確認しておきたいと思います。養育者においては、関係者と互いに尊敬しあう対等の関係といった意味でのパートナーシッ

ライフステージの特徴[10, 11, 12]

<table>
<tr><th>幼児後期</th><th>学童期</th><th>思春期</th><th>青年期</th><th>成人期</th></tr>
<tr><td>3～6歳</td><td>6～12歳</td><td>12～18歳</td><td>18～22歳</td><td>22歳～</td></tr>
<tr><td>目的を持った個の芽生えと反抗</td><td>仲間集団への交わりと学習から得る有能感</td><td>孤独感と自己中心性の狭間に在る未来への夢</td><td>自らの役割を明確にしたなかで生まれる忠誠心</td><td>引きこもらず広く親密に育ててゆく愛と自信</td></tr>
<tr><td colspan="2">我慢できない，反抗的態度，反社会的行動，あきらめの早さ，自己調整の困難さ，目標に向かっての行動が長続きしない</td><td colspan="2">気分が変動しやすく，不安感，抑うつ感を抱きやすい</td><td>欲求不満耐性が低く，衝動的な行動が目立つ</td></tr>
<tr><td colspan="2">対人場面で目立つ多動（異常に活動的），不服従（ルールに従った遊びが出来ない），衝動的な反応，不注意，忘れものが目立つ</td><td colspan="3">加えて，二次的な問題としての自傷，薬物乱用の問題，不注意からの事故を起こしやすい</td></tr>
<tr><td></td><td>メタ認知の障害による学習障害</td><td>学習意欲が低下して更に学習成績不良に</td><td colspan="2">低い教育水準のために社会経済的位置も低くなる</td></tr>
<tr><td>いわゆる不器用児</td><td colspan="2">体育全般が苦手で，けがを負いやすい</td><td colspan="2">交通事故を起こしやすい</td></tr>
<tr><td>母のストレスが最高に達しやすい</td><td>母の自責的な感情，母のストレスとそれに続く抑うつ気分
子どもの問題に強い関心を示すようになる</td><td>親と衝突しやすい</td><td>過干渉から共生的生活に陥るか，疎遠になりやすい</td><td></td></tr>
<tr><td>仲間はずれに遭いやすい</td><td colspan="3">友人関係が作れない，学校環境になじめない</td><td>（自主）退学をしやすい，孤立しやすい，仕事が長続きしない，社会になじみにくい，ひきこもりやすい</td></tr>
<tr><td colspan="2">トイレの自立が遅れる</td><td>学習意欲の低下から不登校に至りやすく，昼夜逆転の生活になりやすい</td><td colspan="2"></td></tr>
<tr><td>漠然とした自己違和感</td><td>有能感が得にくく自尊心が低下しやすい</td><td>孤立感と他罰的なイメージを抱きやすい</td><td colspan="2">さらに貧困な自己像へ</td></tr>
<tr><td>習癖異常（チック，抜毛癖など）</td><td colspan="3">加えて，二次的情緒障害（非行，怠学，家庭内暴力，いじめ，嘘，その他）を示しやすい，不安障害，気分障害，行為障害を認めやすい</td><td>気分障害，人格障害，アルコール・薬物依存</td></tr>
</table>

表12　配慮と注意を要する各

<table>
<tr><th></th><th>妊娠・出産過程</th><th>乳児期</th><th>幼児前期</th></tr>
<tr><td>年齢</td><td>～0歳</td><td>0～1歳</td><td>1～3歳</td></tr>
<tr><td>課題</td><td>親役割の実現化</td><td>基本的信頼感に支えられた希望</td><td>意志を持った自立の一歩</td></tr>
<tr><td>情緒面</td><td></td><td rowspan="2">気むずかしい，よく泣く，なだめることが難しい，かんしゃくを起こしやすい，だっこされることを嫌がる</td><td>不安定な感情，我慢できない，強いこだわり</td></tr>
<tr><td>行動面</td><td></td><td>歩き始め以降からの多動，目が離せない，不注意からけがを負いやすい</td></tr>
<tr><td>学習面</td><td></td><td>興味・関心がないように見える</td><td>言葉が遅い，構音障害，会話が噛み合わない</td></tr>
<tr><td>運動面</td><td>激しい胎動</td><td>乳を飲む力が弱い，下手</td><td>利き手がはっきりしない</td></tr>
<tr><td>親子関係面</td><td></td><td>視線が合わない，だっこをいやがる，円満な母子関係が成立しにくい</td><td>母の否定的な思いが生まれやすい，相互関係が築きにくい，母親に生じやすい強いストレスと低い自己評価</td></tr>
<tr><td>対人関係面</td><td></td><td colspan="2">視線が合わない，関わられることを嫌がる，微笑まない，周囲の刺激に敏感，一人遊びに終始するなど，自閉症との鑑別が困難な場合もある．</td></tr>
<tr><td>生活リズム</td><td></td><td colspan="2">食事が不規則，偏食傾向，食事の間中泣いている，不規則な睡眠（すぐに起きる，短い睡眠時間あるいは傾眠傾向）</td></tr>
<tr><td>自己イメージ</td><td colspan="3"></td></tr>
<tr><td>医学的症状</td><td></td><td colspan="2">激しい腹痛（コリック），後頭葉の脳波異常</td></tr>
<tr><td>その他</td><td colspan="3">父親やきょうだいに同じ傾向を見つけやすい</td></tr>
</table>

対する社会的支援[12,13,14,15]

学童期	思春期	青年期	成人期
6～12歳	12～18歳	18～22歳	22歳～
（訓練） → ④抑うつ → ⑤受容 （→ ⑥希望）			
①障害は理解と支援を要する個性という認識 ②多くの親は，障害児の社会的な位置は見えても，障害児に対する自らの姿はなかなか見えてこない． ③学校的価値からの解放 ④親はアカデミックスキルの習得のための学習よりも，家族の中で社会生活の基本を学ばせることが将来の社会的自立のためには必要である ⑤学校選択の基本ルール 1）入れる学校ではなく，合った学校選択 2）自分の能力や適正についてできるだけ客観的に知る：養育者 3）選択の情報をできるだけ集める：養育者，関係者 4）いくつかの選択肢から選ぶ：日常の行為		①「向いている仕事」とは，「できる仕事」のことである ②青年期に求められる職業移行モデル ③障害の再度の理解と受容（できないということを受け止めて配慮を求める）：障害観と障害者観の修正 ④受診と再度の障害認定 ⑤知能指数が高いことが，基本的スキルの機能を改善させるということではない	
①褒めるから認めるに ②同性の友人を作る	①認めるから勇気づけへ ②モデリングの登場	①勇気づけから役割遂行へ ②職業選択とは「なろうと思う仕事」に向けて，自分を主体的に形成していくこと	
①教育の現場で適応するための指標： 1）学力のどこかに噛み合うものを持っている 2）学力面では苦しくても部活動などで自分の場を持っている 3）少ないながら何らかの友人関係を持っている ②チームで継続する教育システム	①青少年が自分の障害の限界に耐えることができ，なおかつ，他の人との関係から引きこもらないように援助することが関係者の仕事である ②チームで継続する教育システム （教員集団作り）	障害の再度の理解と受容（できないということを受け止めて配慮を求める）への働きかけ	
学校化社会の脱価値化		支えあう社会作り	

表13　各ライフステージに

	妊娠・出産過程	乳児期	幼児前期	幼児後期
年齢	～0歳	0～1歳	1～3歳	3～6歳
親の障害受容段階	①否認・拒否　→　②怒り　→　③取引			
養育者に対する支援 自己避難を解消すること パートナーシップ(Partnership)(養育者と関係者が互いに尊敬しあう対等の関係)	望まれる妊娠・出産	①愛着形成のむずかしさを理解する ②漠然とした不安に対する情報提供 ③傾聴と配慮ある手助け ⑤生活スタイルの確立を評価する ⑥ほどほどの親 ①スキンシップ（前言語的愛情表現）		①適時相談の提供 ②情報の提供 ③困難な子育てへのねぎらいと評価 ④生活リズムの確立への評価 ⑤物事がうまくいっているとき，子どもたちは決して「ありがとう」とは言いません．うまくいっていることなど知らないからです．感謝されないこうした恩を家族はたくさん抱え込んでいますが，それは恩とは感じられないものです．借りなど何もありません．
本人に対する支援 自己評価を落とさないこと 自尊感情(Self-esteem)	誕生への希望	①安全保障感の提供 ②スキンシップ ③こちらから褒める(“だめ”と“よい”)		①求めに応じて褒める(褒め言葉の統一) ②スキンシップ
関係者に対する支援 手を休めず継続した関わりを目指すこと ネットワーク(Network)(互いに連絡を取り合ってできることで支えあう関係)	マタニティーブルーズへの留意	①困難な子育てを責めない ②マルトリートメントのチェック ③ねぎらいと休息（レスパイト）対策 ④1.5歳，3歳健診における配慮		①5歳児健診の実施 ②就学前の相談 ③インシデントプロセス法による自己研鑽
社会に対する働きかけ	地域での子育て支援	保育への経済・人的支援		

表14　胎児の発達と平行して発達する母性[16]

妊娠期間	前期	中期	後期	出産
母性の発達課題	妊娠の受容	胎児の実感	母親である実感	分離・適応・出会い
社会との関係性で生じる思い	戸惑いと誇り	あともどりできない（不安と期待）	社会的に評価されている喜び	生まれた安心感と同時に生じる喪失感

プ、子どもは、今の自分がよいという自尊感情（セルフエスティーム）、そして関係者が互いに連絡を取り合って、できることで支えあう関係作りとしてのネットワーク、それぞれのキーワードといってよいと思います。

そして、社会に対しても、働きかけをしなければなりません。子どもと親を支援するための最終的に必要なフィールドは常に、日常、一般日常生活場面においてですから。

以下表12、13に従いながら、それぞれのライフステージを検討することにします。

❶妊娠出産過程（～〇歳）

この時期の課題は、養育者への働きかけとしては、養育者になるための支援です。ＡＤＨＤのある子どもの場合、胎動が他の子どもに比べ激しく、そのため、つわりがひどかったという報告があります。

望まれる妊娠・出産、祝福される誕生、そして配慮ある関係者の支援がこの時期に求められることです。渡辺[16]によれば、母性の発達は、胎児の発達と並行しているといいます（表14）。

この時期に必要な配慮は、地域における子育て支援活動の充実と、保健婦によるマタニティーブルーズのチェックです。出産直後から月経が再開されるまえに、母親に出現する一過性の涙もろさと抑うつといった気分変調と疲労、頭痛などの体調の障害といったマタニティブルーズの存在には、留意しておく必要があります。これは、子どもにＡＤＨＤがあるかどうかとは直接関係はありませんが、親自身だけでなく、乳児の気質や行動と母子相互作用への影響を考慮し、実際的な助言が求められます。[17]

❷乳児期（〇～一歳）

ここでのテーマは、「基本的信頼感に支えられた希望」の成立です。情緒面では、気むずかしく、よく泣き、なだめることが難しく、かんしゃくをよく起こし、だっこを嫌がることがあります。子どもは興味、関心が薄いように見え、ときに視線が合いにくく、円満な母子関係が成立しにくい時期です。生活習慣でも食事・睡眠が不規則で、ときに激しい腹痛を示したり、脳波では後頭葉に異常波形を認めることもあります。

この時期は、言葉の遅れもあり、ときには自閉症あるいは広汎性発達障害との鑑別が困難な場合があります。

ここでの対応は、次の幼児前期と重なりますから、後述します。

❸幼児前期（一～三歳）

ここは、「意志を持った自立の一歩」がテーマです。情緒的には感情の不安定さが目立ち、我慢がなく、こだわり、我が強いように見えます。行動面では多動さが目立ち、全く目が離せない時期です。運動面では利き手がはっきりせず、加えて対人関係の難しさ、生活習慣の不安定さも持続しています。

そのため、母親にわが子に対する否定的な想いが芽生え始めます。この〇歳から三歳までの母子関係は、非常に難しい時期で、母子共に閉塞的な状況と言えます。

そのため、養育者への支援として、「ほどよい両親[18]」というキーワードで、責任感を弱めつつ自らを追いつめないようにさせ、愛着形成の難しい時期であるという理解を深めてもらいます。子どもへは、こちらから「褒める」段階といえますし、スキンシップを多用するほうがよいようです。

関係者は、簡単に養育者を責めたり指導しようとしたりせず、黙って耳を傾ける姿勢が求められます。必要に応じて、ねぎらいと休息を勧めてもよいでしょう。また、うまくいかない母子関係から、いわゆる虐待あるいは不適切な関わり（マルトリートメント）に至っていないかのチェックも必要です。関係者には、配慮と冷静な判断が求められるわけです。

❹幼児後期　（三～六歳）

ここでは、「目的を持った個の芽生えと反抗」がテーマとなります。おおよそ幼児前期と同じような状況ですが、多くの子どもたちは保育所・幼稚園で始めての集団生活を経験します。

そこにおける行動があきらかに集団・対人場面で「迷惑ごと」になり、母親のストレスは最大に達します。子どももこの時期、仲間はずれにされやすく、さらに不器用さやトイレの自立の遅れ、言葉の遅れ、噛み合わない会話などから、子ども自身も漠然とした自己違和感と自己評価の低下を実感し始めます。ときには、抜毛やチックといった激しい癖を見せる場合もあります。

この時期は、養育者への支援が重要になります。適時、情報を提供しながら、困難な子育てをねぎらい、孤立させないことが重要となります。子どもからの「ありがとう」というねぎらいが出ないこの時期は、家族での支え合いが求められるときでもあります。頼りになる父親イメージの登場が待たれます。

本人には、求めに応じて褒めていく時期でもあります。こちらの表情やしぐさに注目しているときでもあります。

関係者には、ぜひ五歳児一斉健診の実施を検討していただきたいと思います。就学一年前に課題を明らかにすることは、養育者だけでなく、関係者にとって有益になります。

さらにこの時期、関係者に行ってもらいたい自己研鑽のための学習会として、前述した杉山の「インシデント・プロセス法」をお勧めします。

❺学童期（六～十二歳）

「仲間集団への交わりと学習から得る達成感・有能感」の獲得がテーマです。

情緒行動面では、これまで以上に我慢が利かず、反抗的でありながら一方であきらめも早く、自己感情の調整や、目標に向かって動くということが難しく、多動、衝動性、不注意が目立ち、さまざまな場面で有能感が持ちにくく、自尊心が育ちにくいときでもあります。友人関係も難しく、友人が欲しいのに作れず、孤立がちとなります。また、このころから二次的情緒障害と言われるような、いじめ、嘘、家族を対象とした暴力などが目立ってきます。学習も、認知の障害と動機づけの弱さから次第に低迷していきます。

❻思春期（十二～十八歳）

これが思春期になると、「孤立感と自己中心性が確立し、その狭間に未来を見る」ようになります。学習意欲はさらに低下し、養育者やおとなたちと衝突しやすく、時に不登校やひきこもりを示すようになります。先の自尊感情の低下に加え、孤立感と、主に権力をもつおとな（たとえば教師）に対して他罰的なイメージを抱きやすくなります。

こうした学童期・思春期における対応策として、養育者に対しては、次第にある程度先を見た指導が求められます。そのため子どもにある課題について、再度検討する必要があります。学校選択というテーマが大きな課題として登場してきます。このときの心構えとしては、「入れる学校を選ぶのでなく、その子に合った学校選択」をしなければなりません。そのため、養育者はこれまで以上に情報を集め、子ども自身にこれからを決めさせる対応をしていきます。

子どもたちに対しては、こうした主体的な選択を自信を持って行うために「褒める」から「認める」へ、あるいは「勇気づけ」へと関わり方を変えていかなければなりません。

関係者がチームを組んで、子どもと養育者とに向き合わなければなりません。

この時期はもっとも重要な時期といえるでしょう。そこで、この学童期・思春期については、できるだけ具体的な対応の戦略を以下に示したいと思います。

教室での接し方

ＡＤＨＤのある子どもたちは、生活の半分を外の社会（多くは学校社会）で過ごしています。接し方のポイントは、これまでの情報と観察をもとにして、子どもの示す行動に沿った戦略を立てることです。

A　しっかりした構造作り

子どもたちが毎日の生活を混乱せずに送ることと、われわれが一貫した対応ができることが重要です。そのために、安定した生活の枠組み作り、日課に沿った生活の組み立てが必要となります。

学校の一日は、家庭での登校準備から始まります。前夜のうちに家庭で明日一日の流れを確認し、登校直後にさらに確認する、机やロッカーの整理整頓なども、できるだけわかりやすくするために、色や場所で明確に区切る、必要なプリントなどはバインダーなどを利用し、整理しやすいようにする、手を貸す必要があるうちは、あまりにも早い自立を求める必要はありませんから、援助してくれる人を配置し常に手を貸し続ける、などで、ともかく「わかりやすく、見通し通りに生活を進ませる」ことが大切です。

毎日が「混乱なく」過ぎているか、教員と養育者は連絡を取り合う必要があります。ここでも、上述したような経過における肯定的な評価（勇気づけ）を子どもに常に示すように心がけてもらいたいのです。この評価は「家でも、学校でも」同じようになされなければなりません。

B　子どもと一緒に考える

子どもと一緒に、学校のことを話し合います。学校世界を話し合うときは、①学習、②友達関係、

③教師との関係などに分け、なにが大変か、どこが楽しいかを教えてもらう必要があります。そのなかで、以下にのべるような課題が明らかになれば、それらを、どうしたらなくすことができるか、子どもと一緒に考えて解決の糸口を探りたいものです。こうした行為は、子どもが主体的に参加し自発的に選択するため、やる気と達成感が子どもに芽生えることを期待してのものです。うまくいったときは子どもの手柄で、うまくいかないときは検討の誤りとし、十分な評価や検討のし直しをすればよいという姿勢が求められます。失敗は成功のもとです。ここでも、勇気づけの姿勢を崩さずに接していってほしいのです。

以下に、よく課題になるであろう事柄を列挙し、それぞれに対する戦略例を示しました。子どもと作戦を練るときの「提案」として利用していただければと思います。こうした戦略を、実際に対応する関係者が、「ＣＲＥＡＴＩＶＥ」に積み重ねていくことで、共有できる具体案が増えていきます。関係者全員のセンスもアップしていきます。

なお、すべての戦略は、ＡＤＨＤのある子どもだけへの対応にせず、すべての子どもに均等に提供することを目標にしたいものです。

Ｃ　**戦略の例**[5,19,20]

㋑注意力への戦略

●注意が散漫にならないように、邪魔なものは机や教室から排除する
●気が散らないように最前列、教師の近くに座らせる
●スケジュールの変更、移動教室をできる限り避ける
●静かな場所に座らせたり、クラシック音楽や「ホワイトノイズ」を静かに流す
●机と机の距離をとり、容易に四方の生徒に手が伸びないように配慮する
●指示が通りやすくするために、短い教示を心がける。そのとき、相手を見つめ「注目している」というサインを示したり、時々個人名で呼びかけて、全員の注意を喚起する
●単純明快で簡潔な指示を心がける
●教員は「子どもを飽きさせないように」ひとつの課題にあまり長い時間を取らず、声のトーンやスピードに変化を付けたり、興味を持たせる工夫をする
●一人でやる作業を少なくし、できるだけ仲間（このときモデルになるような、あるいは面倒見のよい子どもとペアを組ませる）と一緒に行わせる
●宿題は少なくし、課題は量をこなすのでなく、達成感の成就を主眼とする
㋺衝動性への戦略
●些細なことはできるだけ無視し、なにかよい場面があれば、すぐに褒めることが重要なので、肯定的な場面作りに関係者は心を砕く

●どうしてもよくない行動（興奮、乱暴）に対しては、説教や批判をせず、その場から離し、一人で考える場所と時間を与える。落ちついたら、先の行動を責めるのでなく「どうしたかったのか？」を尋ね、そのために必要なよりよい行動を伝えるため、実際にロールプレイなどで示し、その子から意見を聞く

●あらかじめ行動のルール、約束を取り決めておく。（約束が守れたときは、賞賛する）

(八)多動性への戦略

●大切なことは、多動性を押さえようとせず、「動ける保証」をすることである

●授業中に小休止を設定したり、ストレッチ体操などを取り入れる

●子どもに完璧な態度を求めず、多少の態度のだらしなさは容認する。ときには、「用事を作って」教室から出してあげる。たとえば、職員室からチョークを持ってきてもらう、あるいは保健室で小休止させる

●移動教室使用時は、単独行動でなくグループで移動させるか、何らかの役割を持たせる

(二)学習困難への戦略

●LDと重なることが多く、子どもの学習上の弱点を神経心理学的に査定しなければならない

●大切なことは、「できる」という気持ちを持たせることで、外的動機付けと内的動機付けがうまくかみ合うように指導するべきであろう。その際、子どもの弱点は、「努力で報われる」ものでで

はなく、さまざまな「その子にあった学び方」を駆使することで、少しでもよい方向に向かわせるような配慮がほしい。ときには、周囲からの援助、ワープロ、計算機などの使用も認める寛容さも大切ではないだろうか?

●量より質の学習
●何事も急がせない、慌てさせない
●結果の評価に配慮する
●本人の持つ自己評価に気を配る

㊭不安定な情緒面への戦略

●常に確認し、励まし、褒めて、優しく接する
●課題は一度にただ一つだけにして、支持する態勢でチェックする
●どのような場合でも、子どもに脅かしや、怒りをぶつけてはいけない
●クラス内で注目されるような場面を設定する
●担任と一対一で話ができる保障をする
●校内にほっとできる安全地帯を設置する
●担任(教員)の関わりが、子どもに対してがっかりさせたり、ストレスやプレッシャーを与えていないか配慮する

- 気持ちの発散、表現する方法を子どもと一緒に考える

㈠社会性への戦略

- 子どものいる小集団全員の集団意識を競争から協力へと変更する
- 自分から上手にSOSが出せるように配慮する
- 競争意識を煽らない
- 「褒め合う、協力し合う」ということをクラスのルールにする
- クラス内に弱者意識を持たせない（いじめの温床になりやすい）
- 何事も協力しあい、助け合い、認め合えるようなクラスづくりを目指す
- ロールプレイや効果的なクラス会議(21)を意図的に設定する必要がある
- 重要なのは、ルールを守ることと、自分の思いを相手に伝えることである
- ゲーム感覚で、社会性を養うと、有効なことが多い

（たとえば、サイコロやじゃんけんなどでコマを進め、それぞれのマス目に止まると必ずカードを引くというのを唯一のルールとする、双六のようなゲームを子どもと一緒に作ります。引くカードには、「君ならどう考える?」「君ならどう思う?」「君ならどう行動する?」、といった視点での質問を書いておきます。あとは互いがマス目に止まるたびにカードを引き、それぞれ答えながらゴールを目指す、というものなどです）

●ちょっとした行動は問題視しない

●先生の近くに座らせる

●行動の約束をする（褒めること、報酬も考えておく）

●よい行動はすぐその場で認め、褒める

●説教や批判はしない

●自分から上手にＳＯＳを出せるように配慮する

●過去のことを蒸し返さない

●先入観で判断しない

●落ちついて話し合う、生徒と口論しない

●静かなところで、手短に話を聞く（あまりこちらから話しかけすぎないこと）

●単純明快で簡潔な指示を、毎日いつも同じように、冷静かつ積極的に繰り返す

㋠自尊心への戦略

●子ども同士の励まし合いを学級内に作り出す

●目指す目標を細かい段階に区分けして、一歩一歩進めていく

●大切なことは、「大きな失敗をしない」ことと「繰り返し失敗させない」ことである

- 個人の気持ちと集団のまとまりのバランスに配慮して、クラスをもり立てる
- 今、誰にスポットライトを当てるべきか、常に心しておく
- 教員は子どもと口論せず、冷静に対応する
- 間違った行動は、叱責・指摘せず、正しい行動を教える
- 集団の中で「恥ずかしい」経験をしないよう配慮する
- 勇気づける関わりに配慮する

上述したように、ＡＤＨＤのある子どもたちへの対応は、非常に「ＣＲＥＡＴＩＶＥ」なものです。ここに示した事柄は、あくまでも一例に過ぎません。子どもによっては、さらに別な問題も重なりあっている可能性がありますし、問題が複雑かつ多岐にわたっている場合もあるでしょう。抽出した問題に、優先順位をつけて、決して一度にすべてに手をつけようとせず、「やれることからやる」「簡単なところから片づける」という鉄則に従うべきです。

それでも、うまくいかないときには、「今はそのときではない」という判断をするべきでしょう。大きな成果が得られないからといって、小さな成果を諦めてはいけません。「時間を味方につける」ことで、必ず次の展開はやってきます。

家庭での接し方

基本的にはこれまで述べてきた事柄と同じです。しかし、ADHDのある子どもたちが生活の残り半分を過ごす家庭では、「養育者は関係者以上には冷静にはなれない」という事実だけみても、子どもへの対応は非常に困難です。

そのため、学校等で何とかうまくやれている事柄の振り返りで十分です。あとは、学校等との連絡を密にして、関係者と連動した動きを心がけるべきでしょう。ここで重要なことは、養育者は子どもを「支える側の人」でありながら、個としても「支えられるべき人」でもあるということです。

A　家族関係の強化

養育者が心がける最大のポイントは、家族全体のバランスです。きょうだいへの配慮や祖父母への対応などを視野に入れる必要があります。生活全てがADHDのある子どもとの二人三脚になりすぎないようなバランス感覚が求められます。そのためにも、養育者同士の支え合いや、親の会などによるピア・カウンセリングなどを利用し、ときにきょうだいが持つ気持ち（不公平感であったり、恥ずかしいという気持ちであったりするでしょう）にも配慮しつつ、家族全体が、追いつめられないよう、適度の休息を取ってほしいと思っています。

B　役割意識を持たせる

ＡＤＨＤのある子どもたちは、「うまくいかない多くの事柄に対して、自分に責任がある、自分のせいだ」と思いがちです。自己評価の低下との関係もあり、やっても失敗に終わることが多いために、自分の行為に自信がもてないでいます。家庭での役割（主にお手伝いといった事柄でしょうが）を明確にして、できることを継続的に続けさせることが重要です。

C　しっかりした構造作り

ここでも、家庭で混乱しないため、安定した生活の枠組み作り、日課に沿った生活の組み立てが重要となります。家庭では、どうしても手を出したり、声掛けしたりしがちですが、行動評価表などを利用して、できるだけ、継続的な経験を自発的に積み重ねさせてほしいと思います。家庭で行うリストを子どもと一緒に作り、家族全員が忘れないよう、見える場所に貼ってください。リストと評価表を、自ら確認してチェックすることができるようにしてあげてほしいと思います。

そのリストや評価に対して、家族は「良い評価」を子どもに示して、励まし続けてください。良い行動を肯定的に強化し、良くない行動は無視して強化しないということと、勇気づけるという基本的な接し方に沿って関わってほしいと思います。学校同様に、ここでも「わかりやすく、見通し通りに生活を進ませる」ことが大切です。

求められる姿勢は、おとな側の真剣な態度です。現実的なルールに沿って、家族全員ができる約束を個々が果たすということが重要になります。いつもやるべき行動が終わったら抱きしめてあげて「すてきだね、大好きだよ」といってあげてください。肯定的な評価、認められたという経験を、できるだけ日常的な仕草できちんと相手に伝えてあげてください。

D 戦略の例(5、19、20)

④責任感への戦略

こうした現実的な対応の中で、各自の役割を明確にしていきます。子どもたちには、社会的に期待される年齢に応じた仕事への責任感を持たせるべきです。そのため、子どもの役割は、「なんでもよいからやればよい」とか、「どうでもよい役割」と思われないために、家族全員で検討して「家族のためになるような役割」を担ってもらいます。家族にとって欠かせない存在として認めてもらえるような状況を創ります。

通常の日課が多すぎて、決められた役割ができないようにならないために、毎日の子どもの日課に余裕を持たせて、仕事や役割を組み込みます。成果は行動評価表などを使って一貫した評価を行い、継続的な達成感を持ってもらいます。行動評価表などは家族の目につく場所に貼り付け、家族全員からたくさんの肯定的な評価と理解が得られるようにします。

㋺家庭学習の戦略

養育者が子どもの学習に対応することは困難です。どうしても感情的になったり、一貫した対応が難しくなります。できれば、一人で行わせるか、第三者の手を借りるほうがよいでしょう。

上述したように、日課は優先順位で決めていきますから、宿題を中心とした家庭学習とお手伝いといった役割遂行が、当面の課題となります。家庭学習については、結果や量よりも「机に向かった」という行為を重視するところから始めるべきでしょう。ここでも自主的に行動できるため、行動評価表や日課表を用います。

㋩自尊心への戦略

学校での対応と基本的には同じですが、養育者には、子どもを励まし勇気づける対応を心がけてほしいと思います。

㋥周囲への理解のための「カミングアウト」

よく、関係者から、子どもにある問題について、周囲に説明してもよいでしょうかと尋ねられます。私は、上述したように、守秘義務の点と養育者の心の動き（五段階）からも安易に同調せず、「養育者自らが周囲に告白するまでは、待ってください」と言い続けています。

経験的には、養育者が自ら納得して告白した時は、結果はどうであれ、受容から希望へと大きな一歩を踏み出した、養育者の心の動きが五段階から六段階へと移行した瞬間だと思います。そして、そこには、大きな感動がいつもあります。養育者が「この問題、受け取った！」というときの想いの強さに、われわれは、いつもたじろぐばかりです。

●Yさんのその後

少しずつ学校とも和解してきたYさん家族、あるとき保護者と担任との懇談会での席、アルコールの力もあってか、お母さんが「うちの子、ＡＤＨＤって診断されているんだ。いままで、みんなにはいろいろと迷惑かけてきたけど、ごめんね」と告白しました。聞いていたお母さんたちからは「そうだったの」「つらかったんだね」「もっと早く言ってくれればよかったのに」などと、励ましの言葉がかけられました。最後には告白したお母さんと一緒に泣き出す養育者まで現れて、お母さんはすっきりした気分で帰宅できたといいます。

「いままで、言えなくて、言うともっと差別されたり悪く言われたりすると思っていて、でも、いつまでも黙っていてもいけないと思って」と語り、「Yのおかげだよね。私自身が強くなれたし、なんとかしていこうと思えるようになったもの」と外来でおだやかに話されました。

＊　　＊

またこの時期は、さきのインシデント・プロセス法に変わり「ＡＤＨＤ眼鏡法」とでもいうような事例検討をお勧めします（表15）。

表15　ＡＤＨＤ眼鏡法例

児童	Ａくん（小学１年生・男児）
問題視される事柄	離席と騒々しい言動
一般的・常識的理解	１年生だからまだ状況になれていない 甘やかされて育った 先生が新人で甘く見られているなど
基本的対応	丁寧に説明し，わからせる 次第に厳しく接する 親にも注意・叱責してもらう
それによる結果	変化はなく，周囲からの苦情がたまってきた
ADHD 眼鏡でみてみると!?	Ａくんはじっとしているのが苦痛である 教室での振る舞いかたがまだよくわからない 苦手なものに拒否が強い 自分の気持ちをうまく表現できない
新しい介入方法	教室のルールを一貫させる 指示が通りやすくするために，短い教示を心がける 多動性を押さえようとせず，「動ける保証」をする 単純明快で簡潔な指示を，毎日いつも同じように，冷静かつ積極的に繰り返す 気が散らないように最前列，教師の近くに座らせる 間違った行動は，叱責・指摘せず，正しい行動を教える

この方法の利点は、いわゆる通常の常識的見方と、個々に応じた見方の二つの視点で点検することができるということにあります。[22]

関係者が多くなればなるほど、いわゆる常識的見方に流れやすくなります。また、一方的にADHDの特徴だけで理解しようとしても無理がある場合もあります。複眼的な見方をしつつ、個々に応じた見方のセンスアップを目指していきます。こうして戦略そのものを増やしていきます。戦略項目が増えてくると、他の関係者にとっても後々にまで使える戦略集となっていきます。

❼青年期（十八〜二十二歳）

この時期になると、社会での役割が重要になります。役割を明確にしたうえで、社会の中での忠誠心が問われる時期でもあります。

情緒・行動面での変化は少なく、自尊心はより貧困化し、教育水準も低くなりがちで、二次的に問題視される行動が目立ってくる人もいます。

❽成人期（二十二歳〜）

集団のなかで育む愛と自信がテーマです。衝動的な行動が目立つと孤立しやすく、就労にも大きな影を落としてしまいます。いわゆる成人の精神科的問題である人格障害、気分障害なども呈しやすくなるといわれています。

　こうした青年期、成人期では、仕事が大きな関門になります。彼らにとっての仕事には、「できる仕事が向いている仕事である」[23]という認識が重要です。この時期、養育者は最後の関門に辿り着きます。子どもにある課題を、社会的な位置づけの中でもう一度判断することです。

　青年期以降になると、「失敗を生きた経験」に昇華できるかが、テーマになります。それまで、多くの方々に支えられて歩いてきましたが、そろそろ自分で己の力を見極めて、行動に移すことが求められてきます。このころになると、関係者が本人にどのように告知するかという課題も生まれてきます。


――僕たちは、自分で自分を決定する力をもっている。

だから誤りも犯すこともある。

しかし――

僕たちは、自分で自分を決定する力をもっている。

だから、誤りから立ち直ることも出来るのだ――

（吉野源三郎[24]）

④本人への告知の問題

この問題は、非常にデリケートな問題を抱えています。その「時」というものがあるように思われます。知らされた内容を、どのように受け止めるかは、本人だけでなく、家族、地域社会、さらに「時代」が大きく関与しているように思われます。そのため、あらためて、生態学的な視点（エコロジカル・システム・アプローチ）[25]でこの問題を捉え直す必要があるようです。

現在、私がもっとも悩んでいる問題のひとつです。

⑤評価と慰労

このような対応をしても、子どもたちが早急に、よりよい行動をしてくれるわけではありません。見返りの少ない仕事です。そのため、養育者も関係者も簡単に挫けてしまいます。そのためにも定期的に検討会や慰労会をする必要があります。

うまくいった場合は、養育者と担当者の勝利です。思う存分自己評価を高めましょう。しかし、残念ながら失敗あるいはなかなかうまくいかないときは、個人の責任に還元しないで、対策から支援、具体的な戦略の見込み違いと判断するべきです。関係者全員で立てた計画の失敗ですから、関係者全員が責任を負うべきです。子どもにあるＡＤＨＤの力を再評価して、出直す決意、再出発をしなければなりません。

そのため、うまくいってもうまくいかなくても、定期的な「慰労会」を開かないといけません。すべての関係者もみな、ぎりぎりのところで生きています。それを再確認するだけでも大きな力になります。

五、見直し

慰労会をしつつ、子どもと養育者と関係者は三つ巴になりながら、前進していきます。

何事も、うまくいかなくて当たり前、次への挑戦をし続けることが大切という「折れない心」が求められます。「希望を捨てずに、困難なことへの再挑戦」と勇気づけ合いながら、見直しをしていきます。この段階で、だれも責めずに気持ちをリセットできるようなら、ネットワーク・チームは十分「希望のなかに在る」と判断できます。

ネットワーク機能が向上していることを確認し、人の財産が増えたことを喜び、これまで孤立して追いつめられていた物語りが、少しは書き改められたことを認め合うことが、見直しとして重要になります。

こうした積み重ねにより、最初の「子どもの物語り」は書き改められていきます。書き改められた物語りは、人生に新しい意味を生み出します。新しい意味は、新しく生きる（再生する）意味を作り出してくれるのだろうと信じています。[26]

六、連携を支えるもの

われわれは、こうした流れで、適時、養育者と関係者と一緒に、合同情報交換会なども行いながら、子どもの変化、成長を確認してきています。こうした活動を通して、孤立していた子ども、養育者、関係者それぞれが、子どもは自己評価を高め、養育者は主体的に関わる力を持ち、保育・教育関係者は、子どもにとって本当に大切なことは何か?に気づくようになりつつある途上を見ることができます。こうした連携は、仲間が増えていくことで、ますますパワーアップしていきます。

これこそが、子どもの明日に存在する希望というものでしょう。もとより劇的な変化を期待しているのではなく、人と人との心の出会いに賭けているところがあります。「共鳴する魂の存在」を信じているがゆえの活動です。

第六章

課題

表16は、われわれが抱えている連携における課題や問題点です。

これらは終わりなき課題といえますが、まず各自の専門性に裏付けられたバランス感覚と専門性のさらなる向上が求められます。現時点では、養育者が一番情報と知識をもっています。必要に迫られてということでしょうが、追いつくためにも各自が自己研鑽に努力していかなければなりません。

しかし、元々の臨床的センスという生来性の能力差に加え、自己研鑽や関係者同士が討論する機会自体が少ないため、専門分野間での情報のやりとりすら難しいというのが実情です。

そのため、個々人で現在の「ADHDブーム」に対して冷静に対応しなければなりません。特に、現在の軽度発達障害の境界線のあいまいさ、学習障害という名称のわかりにくさ、最近急浮上してきた広汎性発達障害、アスペルガー症候群などとの鑑別など、実践的な検討がより深化されていく必要があります。氾濫する情報を精選し、関係者に正しく伝えることも専門家の役割でしょう。実

表16　連携における課題

1）各自のバランス感覚と専門性の向上
2）情報を精選する冷静な対応
3）蓄積疲労からの解放
4）おとな社会の成熟に向けての努力

務的には、各特性に応じた戦略と近い将来の見通しがとりあえず重要な視点になると思います。関係者は関わりの糸を切らないで、継続的に他職種と情報交換しつつフォローして行かなければなりません。ＡＤＨＤのある子どもの長期経過、予後調査の積み重ねが必要になってきます。それが、ＡＤＨＤのあるおとな問題に新しい光をあてる作業にもなると思います。こうした部分は、まさにこれからの研究となるでしょう。

連携の課題の三番目は、実務的な蓄積疲労です。地道な地域連携活動を行っている関係者は、常に少なく、固定していきます。中途で挫折しないためにも、すそ野を広げ、新鮮な人材を確保し続けるという、開拓作業が必要になってきます。

最後の課題は、子どもに向けられるおとな社会の眼差しといえばよいでしょう。いわゆるエコロジカル・システム・アプローチの視点とでもいえましょう（図13）。

エコロジカル・モデルの概念は、「特定の文化と歴史的状況における個人または集団のニーズ、権利、目標、能力とこれらの物理的、社会的環境の質と運営との実際的な適合」と定義され、その焦点は人間と環境の適応にあります[1]。

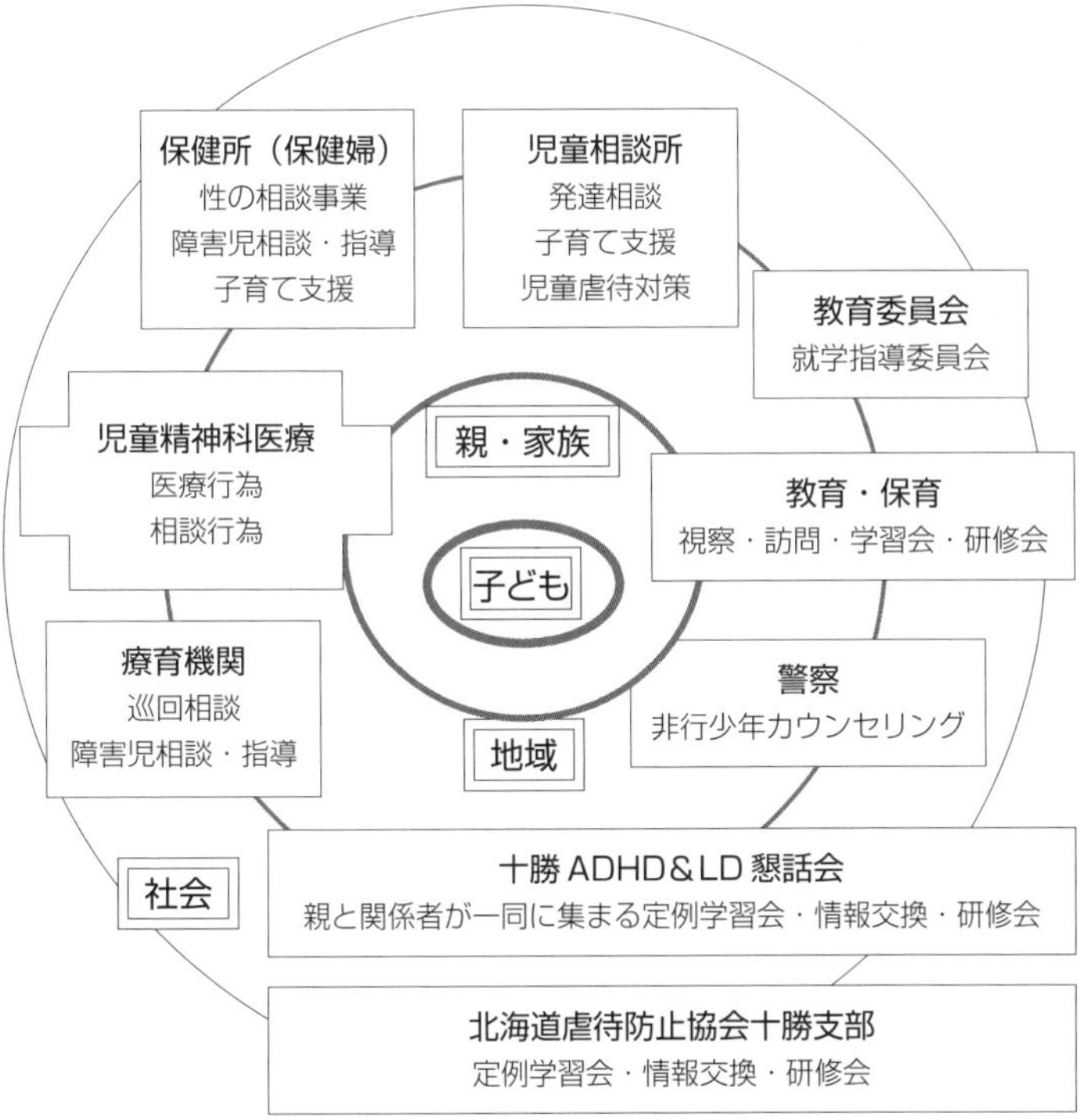

図13　エコロジカル・システム・アプローチの視点

さまざまな特徴（理解と支援を必要とする個性[2]）のある子どもたちが社会で生きていくためには、多くの援助機関を上手に使いながら、自らの適応・対処能力を育てていかなければなりません。障害というものが、決して個人に還元されて評価されるものではなく、対人関係や地域・社会の関係性のなかで評価されるとすれば、われわれひとりひとりのより一層の社会的成熟がなされないといけないのではないでしょうか？　問われているのは、われわれひとりひとりの姿勢ではないでしょうか？　われわれは本当に「今の子どもたち」に未来を託そうとしているといえるのでしょうか？

ＡＤＨＤ問題は、こうした原点に立ち返った問題を提示してくれているように感じます[3]。

エピローグ

「理解と支援を必要とする個性」としてのＡＤＨＤ

プロローグに登場したＡくんの外来は、決して順調に進んだわけではありません。Ａくんは、その後も万引きや踏切の緊急ベル鳴らし、ときに友だちへの乱暴な行為など、毎回いくつかの事柄がお母さんの口から報告され続けました。そのたびにお母さんを、『先生は私を安心させるために嘘の名前を付けている、本当はやっぱり私の育て方ではないのですか？』という気持ちにさせてしまいます。特効薬と言われているリタリンも、Ａくんにはそれほど効果が発揮されません。学校からは毎回詳細な行動報告書がお母さんを介して病院に届けられます。ときには、お母さんが私に渡す前に捨ててしまうということもありました。

大きな転機は突然訪れました。お母さんが私をＡくんの学級に呼び、先生と養育者たちを前にして「注意欠陥多動性障害の学習会」をしてほしいということでした。出会いから三年、お母さんの心の成長が、そのころの手紙に現れています。

「このたびは、このような機会を作っていただきましたこと、きっとなにか深い意味のあることと感じています。今まで、ことあるごとに一喜一憂しながら年を重ねてこれたのは、多数の人たちにたくさん許してもらい我慢してもらい、勇気づけ助けていただいきましたからです。思い返せば、先生に会ったとき『なぜこんな若い先生に人生長く生きてきた方が指導されなければならないのか？』と確か言ってしまいました。それは間違いでした。先生からも息子からも、すべての人から学ぶところがあることを知りました。——中略——息子が人から頑張ったね、と一度でも多く言われるように、なによりも、息子が頑張ったという充実感を実感してほしいと願っています。希望が確信に変わるという生き方をしたいのです」

特に説明はいらないと思います。ここには養育者の心の成長と誠実な願いが語られています。

このお母さんは、その後通信教育で大学の勉強をはじめました。「中卒で無学な私ですが、息子が将来犯罪などを犯したときのために、刑法を学んでおきたいんです」と、法学部で学んでいます。

このころから、外来通院は不定期になり、学校と家庭とで彼は支えられていくようになりました。

もちろん多くの問題が解決したわけではありません。

ある日、A君が小学校卒業する前に、お母さんが外来に来て、こんなことを話されて帰りました。

「ずっと続けていたスケートの最後の大会で、入賞はできませんでしたがAが、『お母さん、ぼく初めて頑張るっていいな、努力っていいなと思ったよ』って言ったんですよ」

彼はおそらく小学校最後のスケート大会で、本当に充実感を経験できたのでしょう。

お母さんの希望はこのとき確信に変わりました。

＊　　＊

現在われわれは、ＡＤＨＤのある子どもたちのため、積極的に学校と連携を取りながら、子どもたちをできる限り、よりよい方向に進ませる道はないかと、いつも考えています。最近はこうしたなかで関係者の心を考えるようにもなりましたが、Ａくんとこのお母さんとの出会いからは、当事者の強い心を学びました。ＡＤＨＤという問題は、子どもの心を挫けさせ、養育者を追いつめ、孤立させていく、ときに周囲は善意の心をもってしても「責めてしまう」ものであるということも学びました。また、当時の私の言葉が「指導」のように伝わり、お母さんを苦しめていたことも教えてもらいました。われわれはあくまでもサポーターにすぎません。つらい経験を重ねつつも、成長していく養育者や子どもたちは「強い」ということを学びました。

実はこのお母さんは、最初の頃「何度も死のうと思っていました」と話されていました。それが、あのＡくんの言葉を聞いて「生きていてよかったと思えた」と言いました。

私はそれがうれしいのです。

スコットランド生まれの教育家であるニイルは、「子どもは生命力だけを持って生まれてくる。悪い子どもというのはいない。限られた子どもが苦しみ、困った子どもというのは実は不幸な子どものことである」と言い、「行われてもよい唯一の治療は、不幸の治療である」と述べました。[1]

また第一次世界大戦後、荒廃したウィーンの公立中学校に多くの児童相談所を設立し、子どもや養育者の治療に加え、教師や医師などの専門職の訓練に貢献した精神科医アルフレッド・アドラーは、問題をもった子どもたちに対して、「子どもは必ず改善するものである。万が一改善を示さないのであれば、われわれの対応の問題である。子どもを助ける方法はいつもある」という信念を貫いていました。[2]

私たちが日々行っている子どもの精神医療の基本的背景はこの二人の言葉に結晶されています。子どもにある不幸に目を向け、いつもあるはずの乗り越える方法を子どもたちとともに考え、模索することです。そのために、養育者や関係者と手を携えて、支えあいながら、すなわち「連携」を十分に取りあいながら、子どもを取り巻く問題を解決していきたいと願っています。また障害に過度に目を奪われることなく、常にその障害に悩み苦しみ、されど、戦う子どもと養育者にエールを送り続けたいと思っています。

高松鶴吉は、「療育は情念であり思想であり科学でありシステムである」と述べ、ネットワークシステムを支えるものは、よき人間関係に支えられたチームワークであると主張しました。[3]ここで、療育を連携に置きかえると、われわれの活動は、今はまだ情念であり、かろうじて思想の段階にあるといえます。悩みぬく人々の、代わりはできなくとも、できる支援を考えていきたいと思います。

ささやかながらも、精一杯の前進を誓いたいと思います。

——神よ、変えることの出来るものについて、それを変えるだけの勇気を我らに与えたまえ。
変えることの出来ないものについては、それを受け入れるだけの冷静さを与えたまえ。
そして、変えることの出来るものと、変えることの出来ないものを、
識別できる智慧を与えたまえ——

(Niebuhr, Reinhold)

補章

連携：子どもの養育者と保育・教育現場の橋渡しとして

一、子どもと養育者の目標

一般に発達障害のある子どもたちの最終目標は、宮本[1]が述べているように「こころの育てとしての健全な人格形成」にあります。わたしは、これは「かけがいのない、生きる意味のある存在」と、他者に見いだされることで生まれる「生存理由」、すなわち、神谷[2]の述べる「生きがいの獲得」にあると考えています。

そのため子どもたちの課題は、彼らを見いだす他者としての「私たちの課題」でもあるわけです。養育者にとっても目標があるだろうと思います。これまで私は、養育者の役割は、発達障害のある子どもの課題を受け止め、受け入れていくことと考えていました。実際に、本書八十二ページでも養育者の心構えとして、障害を受け入れるまでの5（6）段階[3]を説明しています。しかし、これはだれもがたどり着くべき「ゴール」、養育者がたどり着かねばならない到達点といった誤解を招いてしまいます。養育者に対して、ゴールを目指して励まし努力させ、養育者が、自分の子にある障害を「受容して安定した」と思うと課題終了と考えがちになってしまいます。

実際、私も養育者と一緒に、子どもの人生に生じる様々な課題に一喜一憂しつつ、決してゴールにたどり着けないという状況を経験してきました。うれしいとき、ほっとするときもあれば、子どもが歩き始める時期、ことばを話すようになる時期、就学時、思春期の頃、高校進学時など、誰の目にも明らかな成長・発達の時期、人生の節目節目ごとに養育者は悩み、戸惑いを示すことを学んできました。これはS・オルシャンスキー(4)により提唱された慢性的悲哀説から説明されることです(5)。

「娘は、今四歳なのですが、この子の小学校はどうなるのでしょうね。お友達とはどうでしょう、中学は、恋人は、高校は……無理でしょうかね。専門学校になるのでしょうか？　将来は、どうでしょう。仕事に就くことは出来るのでしょうか？　結婚は、先生は沢山のお子さんを診ているので、判りませんか？」

「すみません。この子の育ちを予言することは出来ないのです」

「そうですよね、……親として、この子を残しては死ねません」

外来をしていて、ひじょうによく尋ねられ、そして宣言される養育者の言葉です。

段階説も慢性悲哀説も、重要な示唆を私たちに与えてくれます。しかし、私は、いずれの説にも固執せず、養育者のその時、その時の気持ちに添いながら「わが子の新しいイメージが養育者の心に育ち始める」ことを大切にしたいと考えています。

脳腫瘍が疑われた時、わが子を失うかもしれないと考えて、本当の意味での『なにもしなくても、この子が側にいてくれる事の大切さ』を改めて感じることができました。

いろいろと起こる困難は、もしかすると私達夫婦に子どもの大切さを教えてくれる為かも知れないと考えたりしています。

これは、軽度発達障害のある子どもを育てている、ある母親からいただいた手紙の一部です。ここにあるような、育てる者の育ち、日々の苦しさと喜びを享受している養育者の姿を尊重したいと思います。

「あたりまえの存在」と「繰り返される日常」、発達障害のある子どもたちと養育者の最終目標を、わたしはこうした姿としてイメージしています。

二、関係者・専門家達の基本的役割と養育者との間に生じるすれ違い

上野(6)によれば、障害は「広い理解と適切な支援を必要とする個性」となっていくべきものであるといいます。

そのため、われわれ専門職と呼ばれるもの達は、「障害」について正しく理解したうえで、「障害のある人」に対して、配慮した支援をし続ける必要があります。

関係者あるいは専門家の基本的な姿勢とは、それぞれの職種の違いがあっても、それぞれの立場で子どもと養育者の権利を守る姿勢、それぞれの立場で、状況を調整する力、一定の枠組みを策定して、包括的な管理を創造する能力が問われていることは疑いのない事実であろうと思います。

私は、これまで保育・教育の現場である保育園・幼稚園・学校へ出向き、関係者と出会い、病院で養育者と出会っては、両者の橋渡し機能としての役割を模索してきました。その活動のなかで、それぞれが互いを追いつめあうような視点でさまざまな要求をしがちであることに気がつきました(図1)。

よく見るすれ違いは、①子どもが示すさまざまな言動に対して、関係者は養育者側の「しつけや養育態度」を大きな要因と考えやすく、養育者側は、関係者側の指導力不足を指摘しやすいようで

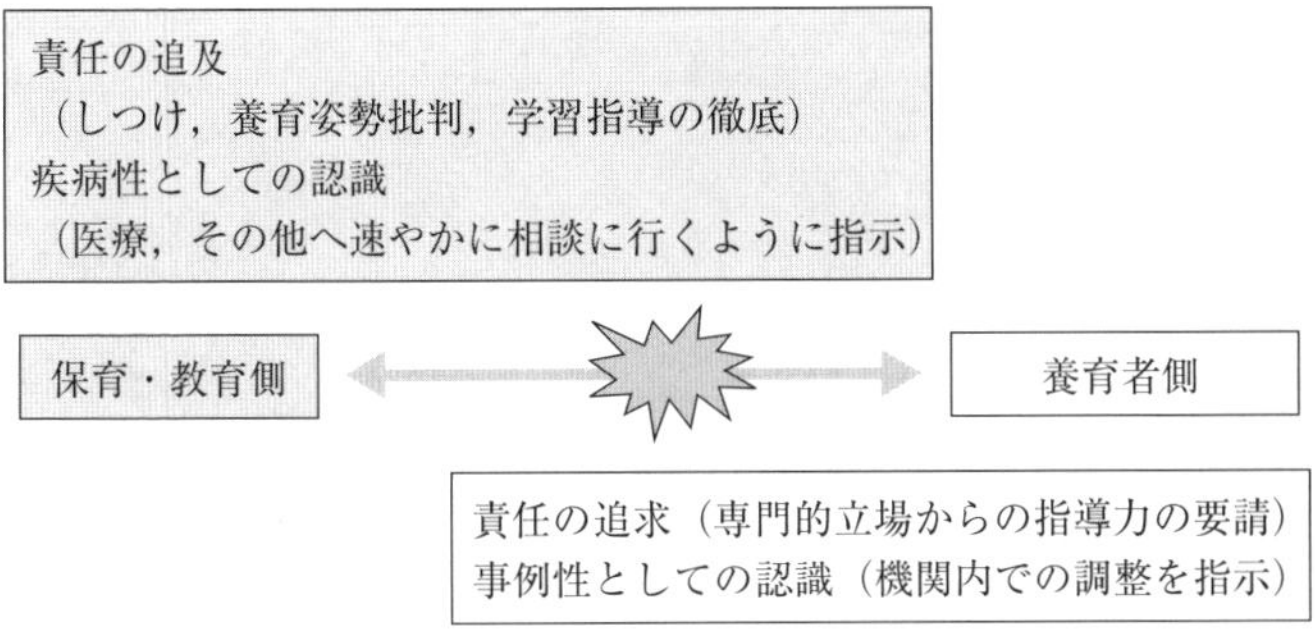

図1　関係者と養育者の悪循環

す。いずれも子どもにあるＡＤＨＤの存在そのものを正しく認識せず「（情緒的な）責任の追及＝犯人探し」に陥ってしまっている状況です。もうひとつは、②子どもが示すさまざまな言動に対して、関係者は（時に知識が先行すると）、疾病性として外在化し医療的診断を急がせてしまいがちになります。あるいは、気がついていることを養育者に告げられないということで、早期対応が遅れるのではないかという焦りや、周囲に正しく認めて貰えていないということからの孤立感、閉塞感を強く抱いてしまうことです。一方養育者は、特に家庭での様子と関係者からの報告に食い違いが目立つ場合は、現場（教室内・校内）での責任を追求しがちになります。

私は、関係者と養育者が、子どもが示すさまざまな言動を理解しようとするなかで、安易な責任の追求、犯人探し的視点により情緒的な確執を増強させてしまうという現場を見てきました。せっかくどちらも「子どものために、子どもを責めずに」対応しているのに、ここに生じる認識のズレは関わ

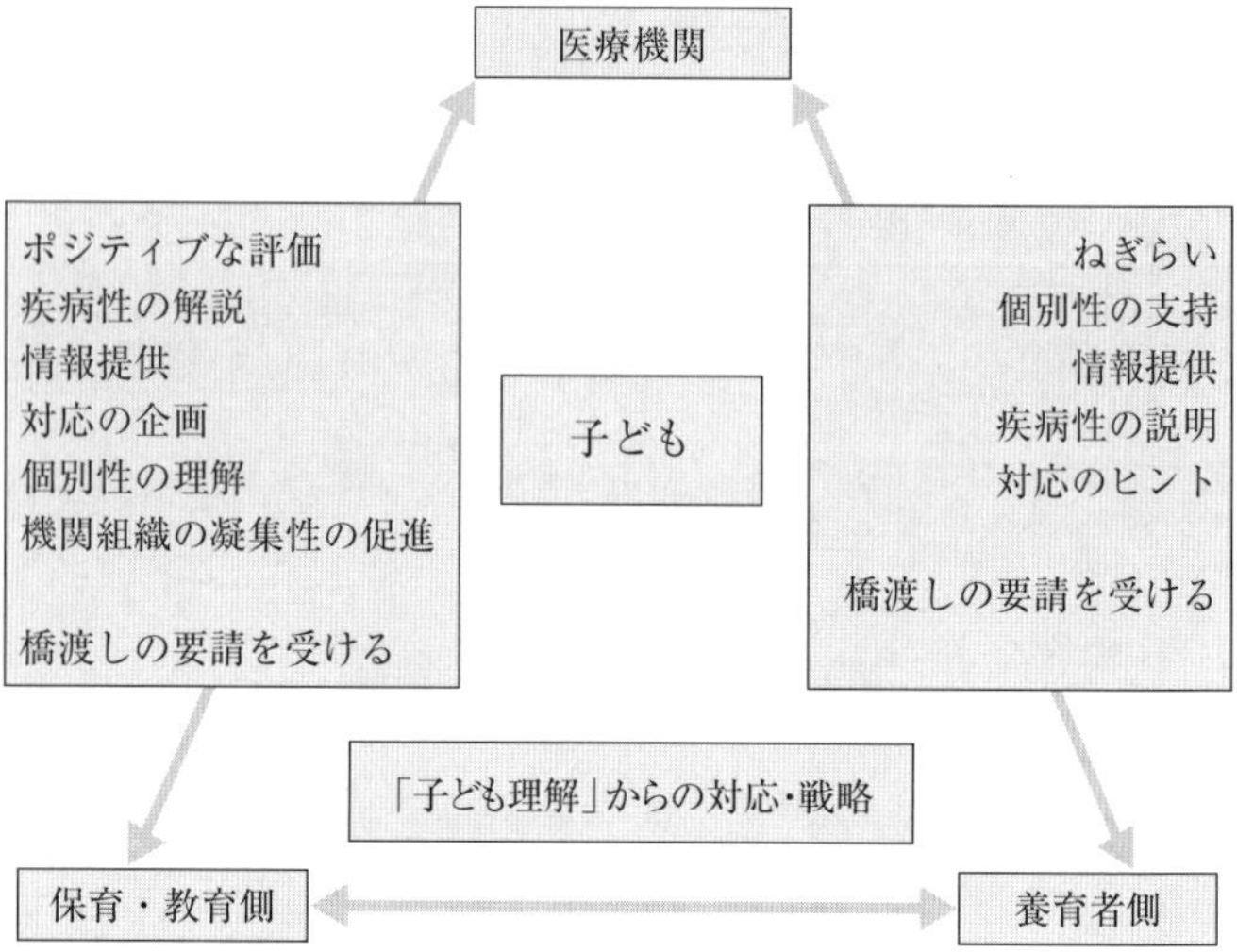

図2　支援の視点

りの悪循環を生んでしまいます。

三、打開策としての調整役の介入

これを打開するために、私はソーシャルワーク的な関与が必要であろうと考えました。

図2は、これまで私が心がけてきた、養育者と関係者への関与の心構えを示したものです。

養育者に対して私は、これまでの養育の歴史への「ねぎらい」がもっとも重要であると考えています。「難しい子育てを要求されるこの子との関わりを、よくぞここまで頑張って続けられたものです」と、出来るだけ素直に評価させていただきます。時に大声で叱ることがあっても、場合によっては叩くことがあったとしても、それはこの子との関係性のなかで、やるだけやったなかで「有効かつ最善」の解決策のひとつであったと評価します。こうした対応（叱る、叩く）を今後出来るだけ軽減させていくためには、その代わりとして「より役立つ関わり策」を一緒に考えねばなりません。非難せず、批判せず、出来る代替案を検討するために、「ねぎらう気持ち」をきちんと伝えてからはじめたいのです。その次に、「わが子」という個別性を支持しながら、「子ども理解」のヒントになるような医学的な情報を提供することで、「わが子」と「わが子にあるＡＤＨＤ」を切り離し、「ＡＤＨＤ」を理解してもらうようにします。さらに役立つ対応のヒント（本書百三十四、百六十八ページ参照）を「できることから始めていくこと」を原則に置きながら、説明していきます。「戦略はかならず在る」ということを示さなければいけません。さらに、関係者に対して出来るお手伝い（例えば、担任への説明、現場訪問、手紙の類）をお伝えします。

関係者に対しては、担当する方個々の対応をポジティブに評価することからはじめます。担任・担当の労に対し、十分に評価し「ねぎらう」ことが大切です。どこに訪問に行っても、現場の方々の誠意ある頑張りには、頭が下がります。みんな本当に一生懸命です。次に子どもが示すさまざまな言動に対して、疾病性から正しく説明し、子どもに「存在するＡＤＨＤ」を、知識として理解してもらいます。子どもに向かう視点に「障害」を判別する眼を持って、冷静に「ＡＤＨＤのある子ども」が示すさまざまな言動を理解してもらいたいのです。情報の提供や戦略の企画は、こうした疾病性をより鮮明にしてくれます。さらに、組織全体に働きかけて、組織そのものが一致団結して、担当者を支え合うまで、全体的な理解を深めてもらいます。それから、子ども一人ひとりの個別性の理解を進めてもらいます。ここにきて、ようやく現場の視点は「ADHD」から「ADHDのある子ども」に変化し、さらに「ADHDもある子ども」へと変化していきます。この「ADHD」と「ADHDのある子ども」、さらに「ADHDもある子ども」の違いの重要性に気づいてほしいのです。

実際には、各々が同じ視点に立てるよう、養育者と関係者双方を同じテーブルに向き合ってもらい、説明することが効果的でした。

文部科学省は、「これまでの特殊教育の対象の障害だけでなく、その対象でなかったLD、ADHD、高機能自閉症も含めて障害のある児童・生徒に対してその一人ひとりの教育的ニーズを把握し、当該児童・生徒の持てる力を高め、生活や学習上の困難を改善又は克服するために、適切な教育を通じて必要な支援を行う」ため、これまでの特殊教育から特別支援教育へとパラダイム変化を促しています。平成十五年に最終答申が出された報告書には[7]、「(ADHDをはじめとする軽度発達障害に対して)校内委員会等による学校内の体制整備や障害のある児童生徒の実態把握や指導に対して助言を行う専門家による支援体制の整備に加えて、児童生徒の指導を直接担当する教員等

表1　特別支援教育コーディネーターの役割

1．内堀を埋める 関係機関職員に対して，軽度発達障害の理解促進を 軽度発達障害のある子どもの養育者の心理状況の理解を
2．外堀を埋める 他の関係機関，関係者との連携協力
3．専門的知識と経験に加え，ソーシャルワーク的能力が望まれる

の学内の関係者、保護者や関係機関との連絡調整役」として、特別支援教育コーディネーターという役割が提案されています。私は、この役割と前述した調整役は重なる部分が多いと思っています。図2の医療の役割を置き換えることで説明できるように思っています。参考までに私が考える特別支援教育コーディネーターの役割を表1に示しておきます。

四、調整役の動きとして

私がこれまで行ってきた関わりのパターンをお伝えしたいと思います。まず、保育園・幼稚園・学校へ足を踏み入れるパターンです。

講演会は、保育園・幼稚園・学校関係者あるいは養育者に児童精神科医という存在を認識してもらう最初の一歩になります。役立つ存在、フットワークのよい存在としてコマーシャルしながら、必要な基礎知識を啓発・啓蒙することが出来ます。講演会の後などに、研修として事例検討会などを行うと一層効果的です。

次に、病院の受診へと結びつきにくい場合、あるいは保育園・幼稚園

・学校全体の現場で問題点を絞りきれない場合は、養育者の承諾を得た上で現場に出向き、授業参観的に子どもの様子を見せてもらいます。そして、直後に関係者で検討会を開きます。時には、養育者にも参加してもらう場合もあります。現場で実際に見た印象をそのままお伝えして、一緒に考えることができるので、ひじょうに有効な戦略ですが、これが可能になるためには、すでに保育園・幼稚園・学校側に対人関係レベル（本書百ページ参照）で信頼のおける担当者、医療と現場を繋ぐ橋渡し的な存在が必要になります。私のこれまでの経験では養護教諭が最も適任でした。

ここでの養育者との出会いから、病院の外来に繋がった子どもたちも少なくありません。時に、保育園・幼稚園・学校側の責任者に問題意識を強く持ってもらう必要があります。現場の先生方が四苦八苦していても、担当者個々人の課題と誤解されている場合が少なくありません。前線で頑張っている先生方が、現場で支えられるためにも、保育園・幼稚園・学校側の全体的な評価を高めるためにも、園長、校長といった責任者の認識は大きな力になります。私は、管理責任者に必ず会って、管理責任者としての労をねぎらいつつ、保育園・幼稚園・学校の現場の力量も讃えた上で「担当者を誉めてください」と、管理責任者の方々にお願いしています。

いずれにしても、保育園・幼稚園・学校側の職員は、数年周期で移動してしまうので、こうした関与は一回性、一過性としておしまいにせず、しつこく繰り返すことも大切なことです。もちろん移動されたところから声をかけていただき、連携のすそ野が広がるという経験も沢山させていただきました。

告白しておきますと、われわれ医療職は、病院に訪れる子どもたちは見慣れていますが、現場で遊ぶ、学ぶ子どもたちを見る機会はひじょうに少ないものです。病院に来るということは、それ自体で既になにか問題が生じているということを表しています。はじめからヒントが出されているわけです。私がはじめて訪問したある小学校では、一年生の教室を見たとき、そのクラスの男の子全員がＡＤＨＤと診断したくなるほどでした。もちろん時間をかけてじっくりと観察すると、鑑別はできましたが。

定期的に保育園・幼稚園・学校に出向き、子どもたちと一緒の時間を過ごすことは、児童精神科医にとって、とても重要な研修にもなると思います。どうぞ、お試し下さい。

こうした診察室外での戦略は、ひじょうに有効ですが、時間がかかり、訪問場所への距離などの関係から、限られた数しか行えません。

私は、発達障害のある子どもを診察した場合、養育者の承諾を得たうえで、出来る限り関係機関に手紙などで連絡、報告するようにしています（本書百十、百十二〜百十三ページ参照）。そして、情報交換と顔つなぎのために病院に来ていただくこともあります。

この場合は、保育園・幼稚園・学校側へ乗り込むほどのインパクトはありませんが、ゆっくりと小さなサイズで関係者と、時には養育者を交えて具体的な話し合いが出来ます。

保育園・幼稚園・学校側へ乗り込むよりも私としては簡便で、会う時刻の設定も融通が利き、子どもの様子を語り合い、関わり方の戦略が練れるため、ひじょうに重宝しています。話し合いは外来終了後の夕方から夜になることが少なくありません。この時間帯だと父親も参加可能で、これまで母親が中心に背負っていた課題を振り分けることもできます。父親との出会いでは、実際にわが子への対応に心痛めているかたも多く、しかし仕事も含めさまざまな事情で母親に任せてしまっている現状に肩身を狭くされている方も少なくないことを学びました。父親に登場していただくことは、そうした父親の名誉挽回の行為にも繋がり、また母親を情緒的に支えるという態度を示すことが出来るようです。母親一人とお話ししている時よりも、幾分母親が安心されている光景も目にすることが出来ます。

しかし、基本は互いのフィールドでの出会いにあります。特に日常的な状況である保育園・幼稚園・学校で示す子どもの態度は、診察室では決して見られない姿であるため、現場に足を運ぶことは忘れないようにしています。

どのように工夫しても、結局は出会う数に限りがあり、多くの子どもたちの支援には結びつきません。「日常」を押し進めていくと、当然「地域」にぶつかります。

現在、各地域で支援グループあるいは自助グループ、親の会、関係者の会などが沢山声を挙げています。こうした動きについては、本書の間奏曲Ⅱでも触れました。ここでは地域のもつ重要性について述べておきたいと思います。子どもたちも養育者も関係者も地域で生活しています。そこの地域性を知り、その地域性を尊重しながら、関係性の樹立を進めていく必要があります。ある地域では、こうした課題を皆で話し合う事が困難であると言われました。発達障害という名前がつくだけでも、その地域での生活がしにくくなると教えてくれた養育者の方がおりました。地域とは、子どもたちの育ち、養育者と関係者の出会うところです。その地域で、彼らが護られる地域を育て、拓くことが求められます。さらに、子どもたちの日常を尊重することは、地域を尊重することです。その土地に馴染む最も良い方法を視野に入れて、戦略を作り出さねばなりません。

五、課題

先にスペシャリストにおける課題について述べておきました（本書百六十九ページ）。しかし、スペシャリストがおのおのの専門性を発揮するためには、実は幅広いジェネラリストとしての目線が必要不可欠になります。向き合っている人たちの抱えている問題は、狭義にはＡＤＨＤという障害ですが、「ＡＤＨＤもある人」を中心に置くべきです。

「手術は成功した。しかし、患者は死んだ」ではすまないわけです。専門領域に従事するものとして、私は、柳澤[8]の「医師はそのひとの人格以上の医療は出来ないものである」という言葉に向き

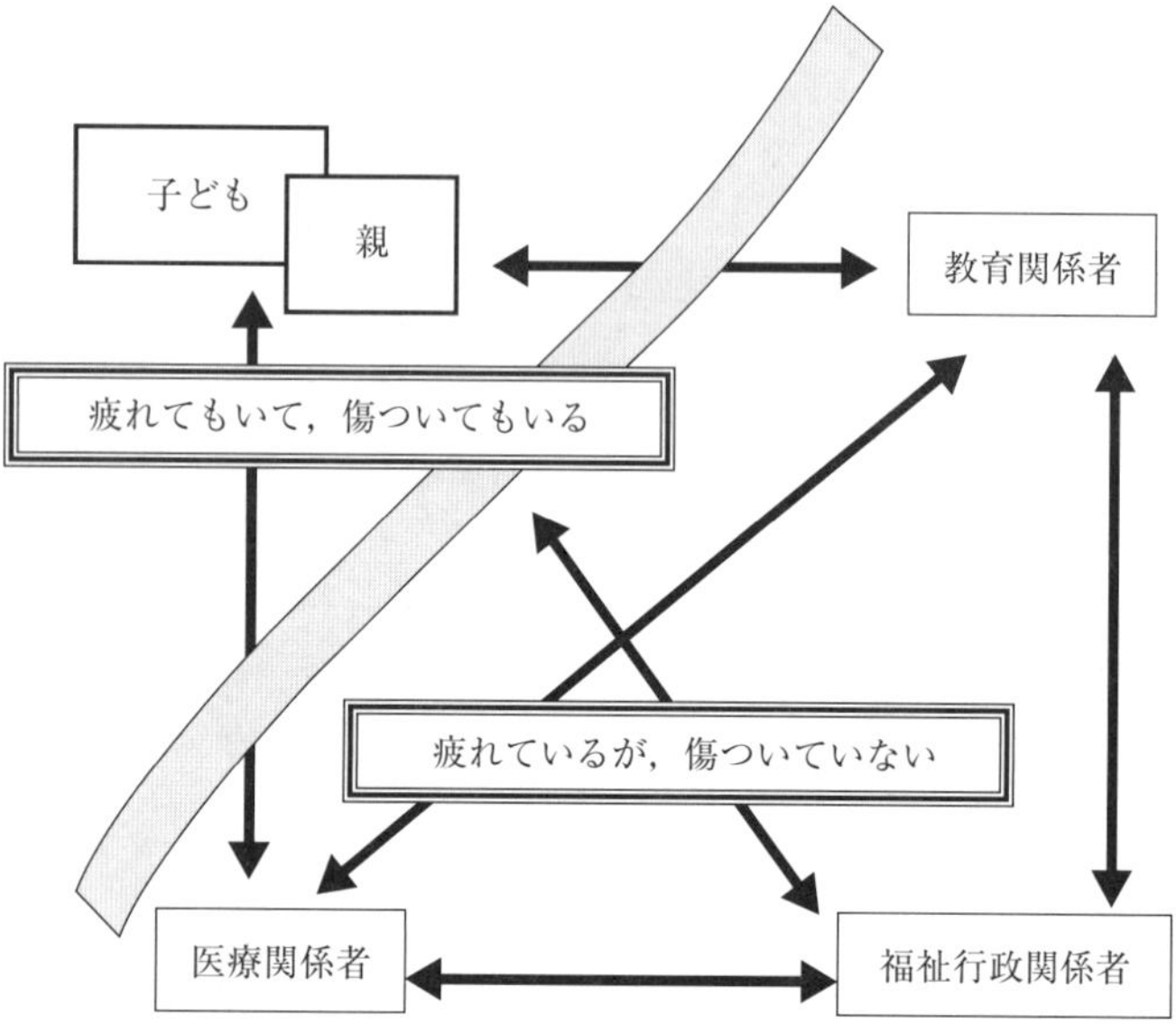

図3　関係者と子ども・養育者に跨る河

合いたいのです。また、山中[9]が問うた「この国の『治療者』や研究者たちは、ほんとうに子どもたちの味方なのか？」に答えたいのです。「味方だと胸を張れるほどの仕事は出来ていないが、敵にだけはならないように常に心を砕いているつもりである」と。しかし、まだまだ道半ばです。このお二人の言葉に秘められた、専門家は専門家たる前に一人の人間であれ、じっくりとしっかりとその目で子どもたちを見て判断しなさい、というごく当たり前の導きに立ち戻り、自問自答し続けたいと思います。

しかし、どんなに努力しても到達できないことがあります。合致しない場合もあります。私は、どんなにうまくいっている支援状況においても、関わる関係者は、子どもと養育者にどれだけ近づこうと思っていても、所詮跨げない河があると思っています（図3）。私たちは、この問題に関わることで「疲れてしまう」ことはあります。しかし、子どもと養育者にある「傷つき」までは経験していない（できない）ものです。互いの相違を尊重しあいながら、共に生きていかねばならないということもまた事実です。しかし、そこでの絶え間ない自他との語り合いこそが、豊かな物語り（Narrative）を作り出すと信じています。

六、それでも、希望の光を

仲間のひとりが、よく、われわれは「種蒔く人であれば良い」といいます。そして、われわれが蒔いた種を、芽吹かせ実らせた、地域の日常の関係者と養育者こそが、真の勝利者であると思います。

あるボクサーが尊敬するチャンピオンにパンチの繰り出し方を質問したところ、「きみは、テクニックにこだわっているがね、私が行ってきたのは哲学だよ」と答えたという話があります。[10]哲学を生き方、生き様と置き換えてみると、種蒔く人にも繋がります。

連携の章に少しでも追加した意味があれば幸いです。

（これは、第87回日本小児精神神経学会のシンポジウムで報告し、その後『小児の精神と神経』第42巻第3号に所収された拙著論文をもとに、大幅に修正・加筆したものです。）

間奏曲Ⅱ

ＡＤＨＤを中心とする自助・支援グループの状況と課題

――関連団体のアンケート調査から――

現在ＡＤＨＤには、行為障害を中心とした併存症あるいは移行の問題、また高機能広汎性発達障害、特にアスペルガー症候群との鑑別を解明しようとする医学モデルと、心理・教育・環境調整的なアプローチの発展、充実に向けての生活モデルという二つの視点での理解と接近が求められています。

そのうち、われわれは生活モデルのひとつとして、いくつかの地域に派生している自助・支援グループの運営に実際に参加しながら、地域ネットワークの在り方に注目をしています。今後、より良き運営体制に裏打ちされた地域モデルの在り方を目指したいと考え、今回、各地で実際に行われている自助あるいは支援グループの状況を調査しました。

表1　回答者の内訳

	(名)	(%)
親	267	55.1
保育・教育関係者	140	28.9
医療関係者	20	4.1
療育・福祉関係者	26	5.4
行政関係者	10	2.1
本人	3	0.6
無記名	19	3.9
合計	485	100.0

●研究方法

全国の親あるいは関係者を交えた自助・支援グループに対して、参加者の立場、診断名、参加の理由、参加状況、活動内容と満足度、グループが抱える今後の課題、および他職種との連絡・連携の現状とその満足度を明らかにするため、調査票を作成し、送付しました。各グループの会員への送付は、住所等プライバシー保護のため、各グループの代表に一括送付し、各グループで対応していただきました。

送付先のグループは、インターネット等で、ＡＤＨＤを中心にした親の会、他職種支援グループなどを検索し、連絡がついたグループ代表にＥメールで調査を依頼し、承諾がいただけたグループに限定しました。

結局、全国十八箇所のグループ（総数千百五十五名）に調査票を郵送し、返答数は四百八十五名、回収率四二%でした。

表2　診断名について

	(名)	(%)
ADHD	280	62.6
自閉症スペクトラム	149	33.3
学習障害	145	32.4
知的障害	89	19.9
発達性協調運動障害	20	4.5
明確な診断がつけられていない	77	17.2
つけられた診断に納得がいかない	14	3.1
医療機関への相談をしていない	35	7.8

●結果

四百八十五名の回答者の立場・職種の内訳（表1）は、親が二百六十七名、五五・一％と最も多く、次いで保育・教育関係者百四十名、二八・九％で、ここで八四％以上を占めました。返答では、児童相談所や教育委員会等の行政関係者、あるいは当事者の参加が少ない傾向にありますが、これは、全グループが基本的に、七割以上が親で占められているという構成状況に依拠していると思われます。

子どもに付けられている診断名（表2）では、基本的にADHDを主にサポートしているグループのため、ADHDが過半数を占めておりますが、他に自閉症スペクトラム、学習障害、知的障害といった診断名も含まれており、グループが扱う診断としては、いわゆる軽度発達障害全般と考えることができます。内訳としては、複数回答可ということで、ADHDが六二・六％、自閉症スペクトラムが三三・三％、学習障害が三二・四％、知的障害が十九・九％でした。

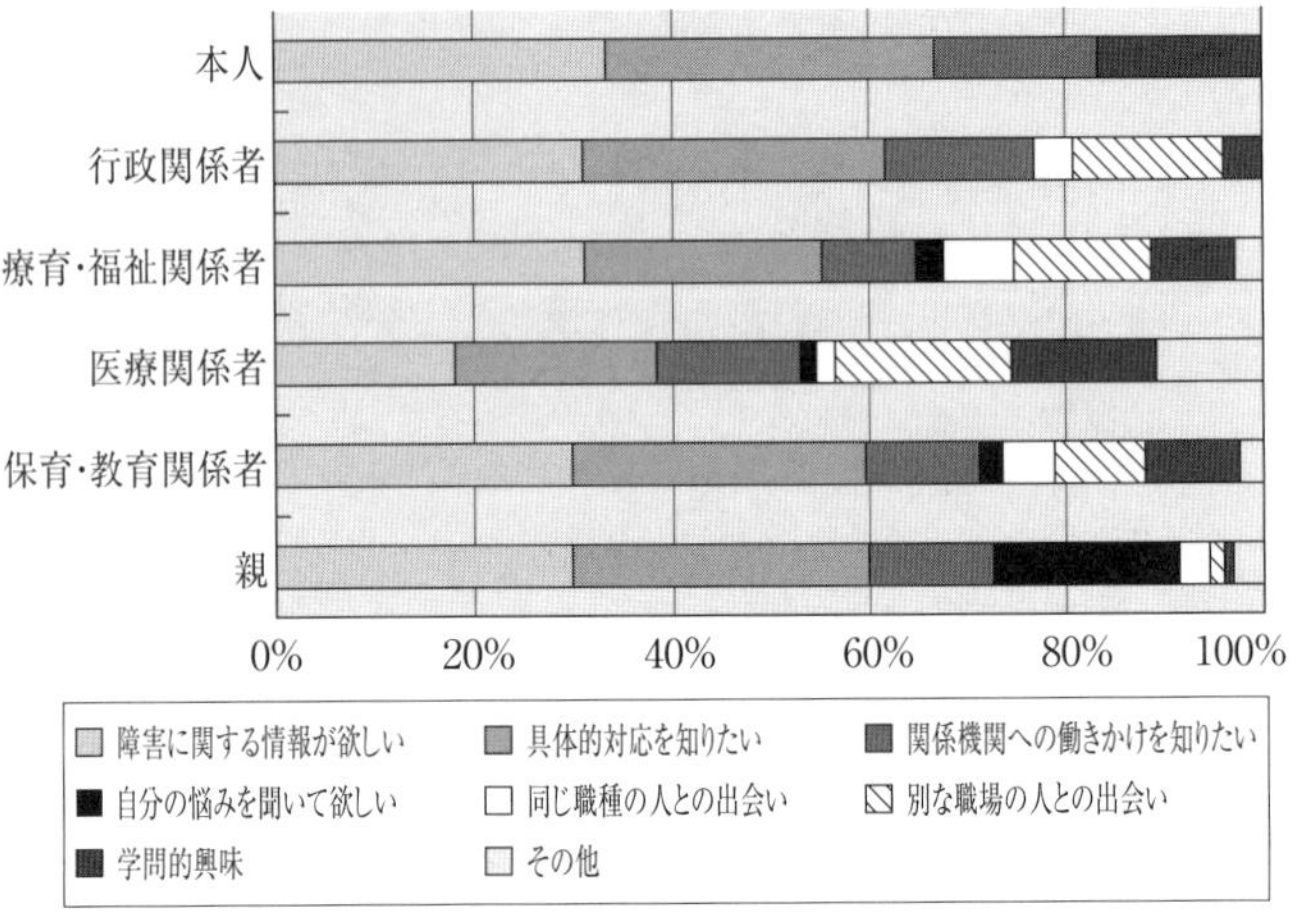

図1　参加理由

また、医療機関に診てもらいながらも、「明確な診断がつけられていない」という回答が一七・二％ありました。

こうしたグループへ参加した理由について、図1に示しました。ここでは、回答者の立場によってやや利用の傾向に違いが認められました。

全ての立場に共通している理由は、「障害に関する情報が欲しい」、「具体的対応を知りたい」でこれらは、過半数以上を占めています。

立場による違いでは、親が「自分の悩みを聞いて欲しい」という理由が半数で認めました。保育・教育関係者は「関係機関への働きかけ」や「学問的興味」に傾き、医療・療育・福祉の関係者は、「別な職種の人との出会い」を参加理由に挙げています。

以上のことから、自助グループとして悩みを

表3　会に対する満足度

満足している	152名	(32.5%)
どちらかといえば満足している	196名	(42.0%)
どちらともいえない	95名	(20.3%)
どちらかというと不満である	21名	(4.5%)
不満である	3名	(0.6%)

分かち合うという理由よりも、情報を得るためにグループに入会したという背景が強く伺えます。

グループへの参加状況は、当然親の参加状況の影響を受けてしまいますが、その親の参加状況は、講演会などの大きな催しへの参加は少なく、ほぼ毎回参加か会報等の間接的参加といった二極化を認めました。一方で、保育・教育・療育の関係者は、大きな催しのみへの参加が目立ちます。

さらに、グループ活動における会員の満足度についても調査しました（表3）。

それによると、満足している、どちらかといえば満足している、をあわせると七四・五%となりました。

このうち、「満足している」と答えた人のうちで、親は四五・九%を占めていて、「どちらかといえば満足している」と答えた人の中でも、親は六〇・〇%を示しました。しかし、その一方で、「どちらかといえば不満である」と答えた人の中で七三・七%が「不満である」と答えた人の中の六六・七%もまた、親が占めていました。

参加状況および、満足度についても親はその両極に位置しているという状況は、注目すべき点ではないでしょうか。

次に、今後グループとして、どのような活動が望まれているのかを調べてみました（表4）。ここでも、それぞれの立場、職種で要望に違いがあることがわかりました。

約五五％以上の親が、個別の保育・教育的支援についての学習会、親教室あるいはペアレントトレーニングを希望されていました。また他の職種・立場に比べ、かなり高い割合で公的機関への陳謝（約三八％）を期待していることも判りました。

一方で、保育・教育関係者のグループでもっとも高い割合で期待されているものは個別の保育・教育的支援についての学習会（約六〇％）でした。また四〇％を超える人が、著名人・専門家による講演会の開催、事例検討会、他職種の関係者同士の話し合い、を期待しています。

医療関係者は、他職種との話し合いや事例検討会といった実務レベルを、療育・福祉の立場の方々は、個別指導の学習会と事例検討会、親教室あるいはペアレントトレーニングを主に希望していました。

どの立場・職種にも、高い割合で期待されているのは、個別の保育・教育的支援についての学習会で、親と療育・保育関係者のグループでは親教室・ペアレントトレーニングが高い割合で求められています。グループの特色としては、保育・教育関係者のグループだけが、著名人・専門家の講演会を高い割合で期待していて、親のグループのみが、公的機関への陳謝を強く望んでいる、とい

表4　今後取り組んで欲しい活動

期待する項目と答えた人の人数と割合

	親 (N＝267)	保育・教育関係者 (N＝131)	医療関係者 (N＝19)	療育・福祉関係者 (N＝26)
会の存在をアピール	50 (18.9%)	16 (12.2%)	5 (26.3%)	3 (11.5%)
定期的な開催	40 (15.2%)	11 (8.4%)	2 (10.5%)	2 (7.7%)
会報の充実	46 (17.4%)	18 (13.7%)	4 (21.1%)	4 (15.4%)
著名人・専門家による講演会の開催	82 (31.1%)	62 (47.3%)	1 (5.3%)	7 (26.9%)
他職種の関係者同士の話し合い	72 (27.3%)	53 (40.5%)	14 (73.7%)	10 (38.5%)
事例検討会	70 (26.5%)	59 (45.4%)	13 (68.4%)	12 (46.2%)
個別の保育・教育的支援についての学集会	150 (56.8%)	79 (60.3%)	9 (47.4%)	15 (57.7%)
親教室あるいはペアレントトレーニング	145 (54.9%)	34 (26.0%)	5 (26.3%)	11 (42.3%)
公的機関への陳謝	99 (37.5%)	19 (14.5%)	1 (5.3%)	2 (7.7%)
政治的活動	27 (10.2%)	3 (2.3%)	2 (10.5%)	2 (7.7%)
他の地域の会との交流	38 (14.4%)	8 (6.1%)	4 (21.1%)	2 (7.7%)

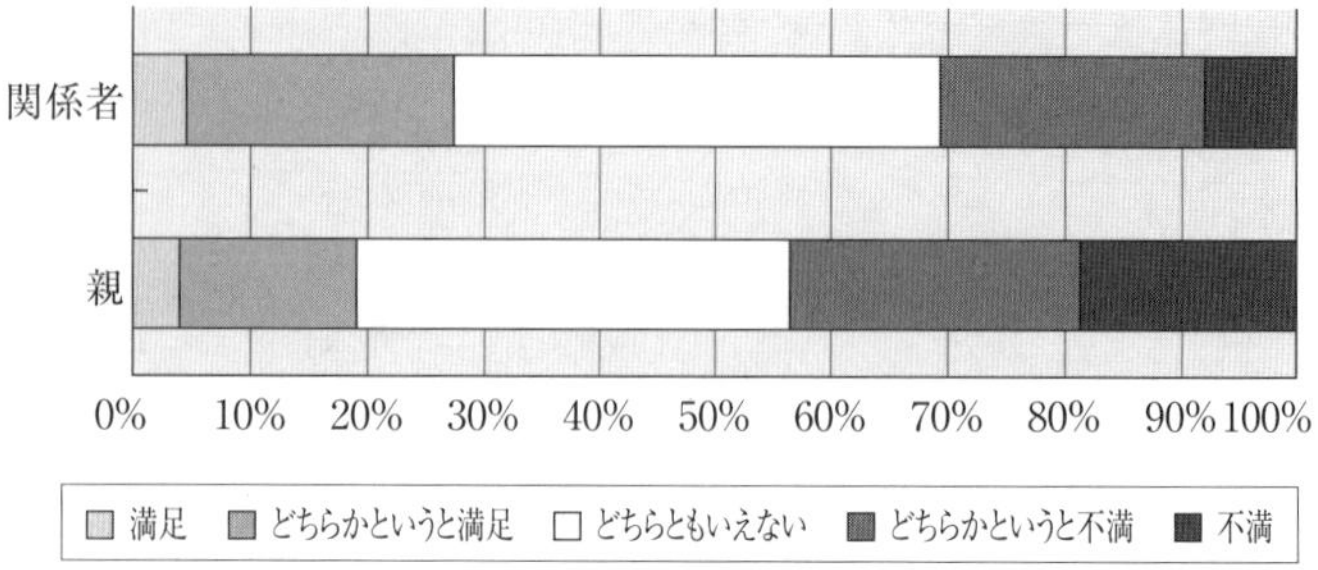

図2　連携の満足度

うことでした。

こうした職種あるいは、親と関係者間で、グループの今後の方向性に若干の違いがあることは、グループの方向性を占う意味でも重要であろうと思われます。

最後に「連携・ネットワーク」に対する各グループ会員の満足度を検討しました。グループ活動の満足度に比べ、ここでは「他職種間での連携・ネットワーク」における満足は低く、「不満」と「どちらかというと不満」を併せると、親で四三・七%、医療関係者で五〇・〇%を占めました。少数からなる療育・福祉関係者群は、「満足」と「どちらかというと満足」で四七・八%を占めるなど、若干職種により違いがありますが、全体では満足されていない様子が伺えました。しかし、図2に示したように、親と関係者で分けたときには、親に比べて関係者の方が満足の度合いが高く、親に比べて不満も抱いていないという所です。

●省察

今回、調査したグループは、その多くが親によって構成され、対象の障害もいわゆる軽度発達障害全般に分布していました。

グループへの満足度は全体に高いのですが、参加理由、参加状況は、立場・職種で差があり、今後の活動方向についても、やや異なる要望があります。また親の参加状況も積極的参加と間接的参加といった二極化を認めました。さらに、そもそも連携・ネットワークへの満足度にも若干の違いがありました。

一般に、障害児・者の親の会活動は、制度改革の志向と、親たちの価値観の転換という自己意識変革の志向に支えられているといわれています。しかし、一九九五年の政府発表による「ノーマライゼーション七カ年戦略」により、現在は、良くも悪くも制度改革への指向性よりも自己変革への指向へと進んでいるようです。

しかし、そこには個人の価値観の多様さ、変革目標の多様さと段階など、集団に帰属することが非常に難しく、時には互いの目標が一致せず、グループ運営事態が暗礁に乗り上げ、活動が停滞あるいは、停止するということが危惧されています(1)。

実際われわれも、これまで各地で立ち上がってきた自助・支援グループが、その活動中に方向性や意見の齟齬から分裂あるいは消滅したということを聞いております。

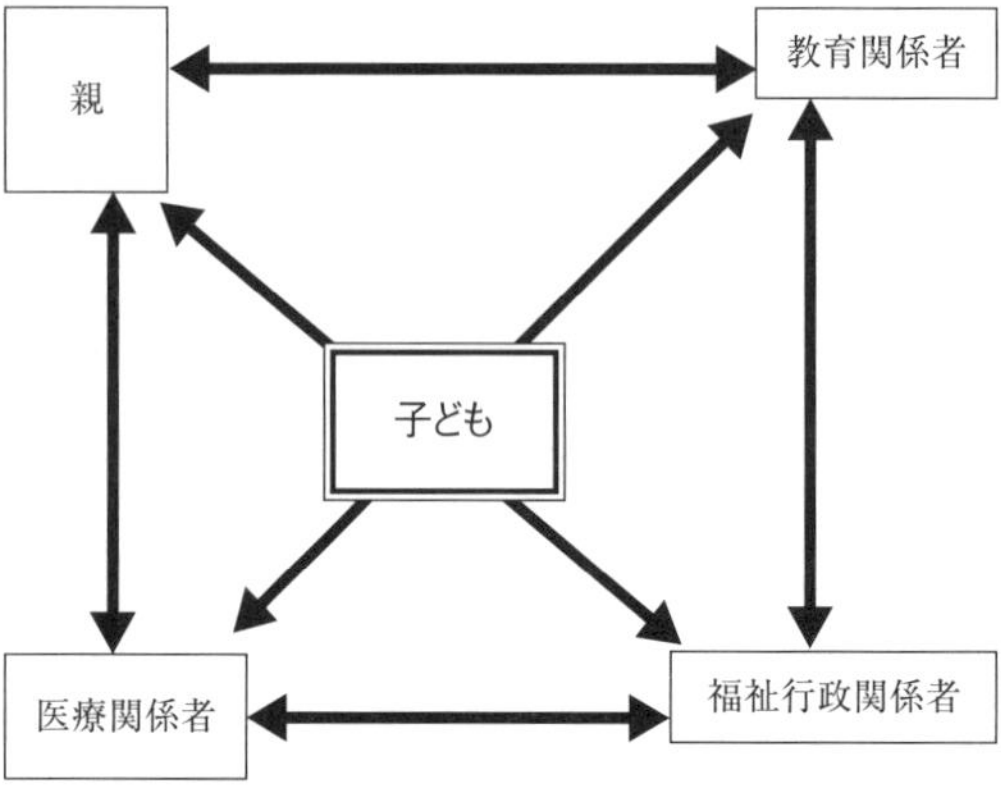

図3　理想的な「ネットワーク・連携」

今回の調査でも、いくつかのグループの代表者からは「事務局運営の大変さ」や「問題共有の困難性」、「実際に運営するメンバー不足と経済的困窮」などから、グループ運営の継続に危機感を募らせているという意見が寄せられていました。

障害のある子どもに対する「ネットワーク・連携」とはどうあるべきなのでしょうか？

適切な支援が必要な子どもたちに対して、親と関係者は、手を携えながら協力関係を結ぶ必要があります。これこそネットワーク機能が求められるところです。ネットワークという言葉は、それ自体魅力的です。

しかし、相互の結びつきを意味するネットワークとは、ただやみくもに人と関わり繋がればよいというものではありません。

図3に示したように、障害のある子どもへの「ネ

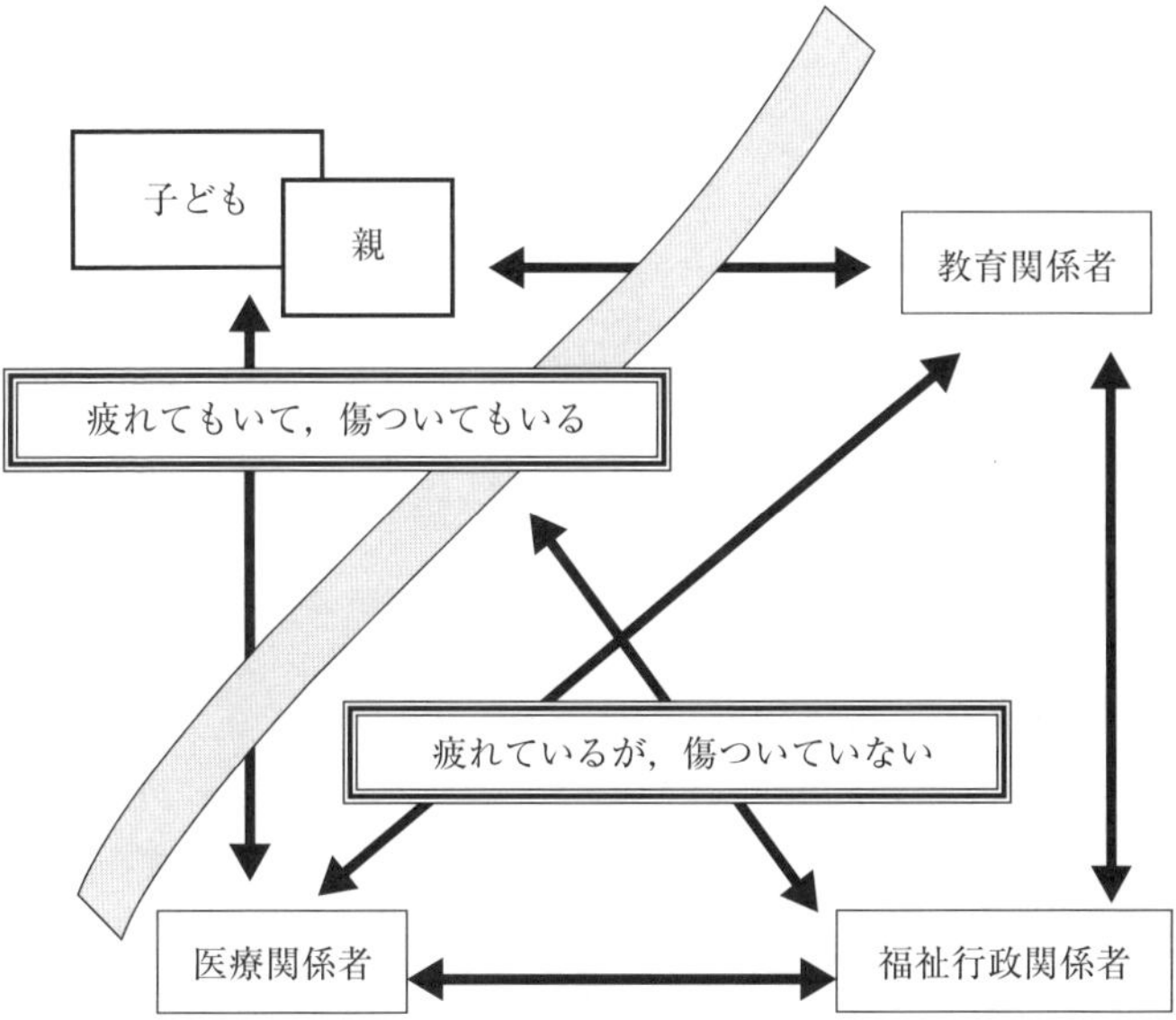

図4　現実的な「ネットワーク・連携」

ットワーク・連携」は、子どもを真ん中において、親も関係者も対等に支えあうことを目指そうとしますが、現状は図4にあるように、親は子どもと強く結びつきながら、社会に向き合っているわけです。子どもにある、あるいはこの親子にある「傷つきやすさ」に対して、様々な関係者が何らかの支援をしていこうとするところから、このネットワークが生まれていきます。

　しかし、ここにある「傷つきやすさ」が社会的に補償されなければ、支援する関係者は、親子世界の完全な支えに失敗し、あるいは社会や個々が所属する現場からも危うい状況へと追いつめられることがあります。

各グループが目指すべきことは、親子と社会という境界の存在を、それぞれができる範囲を明確にしたうえで、関わるなかでの対話を通して、創造的に境界を緩めていくこと、あるいは境界を打破しようとせずに組み入れることではないかと思います。

できることをささやかに続け、変化を認め、対話しつづけることから、参加者の自己変革は望まれます。前向きな現実への歩みとは、社会の制約や拘束を知り、それらをある意味受けいれていくことではないだろうかと思います。

本調査は、平成十四年度厚生労働省精神・神経疾患研究委託費の分担研究（主任研究者：齋藤万比古）の成果の一部です。共同研究者である中田洋二郎氏、佐々木浩治氏、市野孝雄氏、川辺勝氏に感謝します。また大塩陶子氏には統計処理および省察について多大なる協力と貴重な助言とをいただきました。深謝します。最後に本調査にご協力いただきました各グループの会員の皆様、および事務局の方々に、心から感謝したいと思います。ありがとうございます。

あとがきにかえて、心からお礼を

ある年の夏の暑い日、私は上高井戸にある星和書店に出向きました。現在は山洋社から出版されている「ブレーキをかけよう」の翻訳原稿を持っていったのです。六年ほど前になると思います。論文もろくに書いたことのない私が、『精神科治療学』の付録でもよいので、印刷できませんか？」と厚かましくもお願いしました。一面識もない私に、お忙しいはずの石澤社長は、いやな顔ひとつしないで、話を聞いてくれました。その後に、

「ちいさな本なので、出版は難しいと思います。それよりも先生がADHDについて書いてみてはいかがですか？　書き下ろしで、原稿用紙一五〇から二〇〇枚位で！」

驚きましたが、同時にこの会社は大丈夫だろうか？と我が耳を疑いました。どこの馬の骨かわからない私をつかまえて、本を書かないか？　書き下ろしで？　冗談だろうと思いました。

その後、石澤社長の言葉を頭の片隅に残しながらも、毎日は忙しく過ぎ、自分から仕事を増やしたくないと思いつつ、増えてゆく仕事にアップアップして、生きていました。

石澤社長から電話をいただいたのは、一昨年でしょうか？

「あのとき約束した書き下ろしの件ですが、進んでいますか？」

びっくりしました。このとき、はじめて冗談ではなかったのだと思い、とても焦りました。

それでも少し放っておいたら、連絡もとぎれるかと思っていましたが、ときどきやんわりと催促がきました。だんだんといいわけもしにくい状況になっていきました。

何度目かの電話のとき、このままでは書かないだろうと思われたのか、「これまでの論文などを中心に編んでも」と、軌道修正案をいただきました。

「冗談じゃない、論文なんて（内容以前に、数的に）ない」

私の業績は、振り返るよりも振り向く程度で充分なくらいしかありません。九〇年、九五年と五年ごとにひとつの論文を書いただけです。オリンピックよりも機会が少ないわけです、着実に。すると、今度は二〇〇〇年にまたひとつということになるのですが（実際そうなりましたが）、これでは、論集本なんて二〇年後になっても無理です。質よりも量がついていきません（質は当然…）。

再び私は、焦りました。

二〇〇〇年になると、周辺が急に忙しくなり、私の五年周期説が崩れだしました。二〇〇一年になっても、引き続きいくつか文章を書くことになりました。原稿というのは、締め切りがあると書ける（書かねばならない）ということに気づきました。学生時代の一夜漬けの想い出がよみがえってきました。締め切りに追われるので、内容（テストの結果）はどうであれ、結果を出さないといけなくなります。当然星和書店との約束の書き下ろしは、後回しになっていきます。石澤社長と編集を担当していただいている畑中さんには、申し訳ないと心から思いつつ、締め切りと日々の病院内外臨床に、追われ続けていました。

これ以上お待たせしては、本当に足を向けて眠れないという気持ちになり、なんとか、書き上げようと思い立ったのが、ようやく今年の春頃でした。

しかし、今度は書きながら落ち込んでいきました。自分自身に突きつけられるような課題ばかりが残っています。自分の無力さと浅学を恥じる日々が続きました。

ある日、開き直りとも言うような方向転換を決めました。本書では、今の自分のすべてを吐き出せばよい、今できる精一杯のところを語ればよい、現状を読者に聞いてもらおう、と決めました。

本書で、私の経験に触ってもらい、私の物語りを聞いてもらい、運良く物語りを返してもらえれば、自己の再生成にもなる、そう決心しました。

と、いうことですから、なにとぞ、ご協力のほどお願いいたします。

私は、いつも多くの仲間たちに助けられて生きています。ここで、名前を出し始めると、どこかの寄付者一覧のようになり、一冊の本になってしまいますから、断腸の思いで取り下げました。私と長いあるいは短いおつきあいのある方々、どこかでお会いしたことがある方々、田中を「いつも面倒見ているぞ！」と自負されている方々、いつも長い時間待たせてしまっている利用者のみなさま、そうです。田中はみなさまのおかげで、なんとか生きています。本当にいつもありがとうございます。

こんな簡単な謝辞で報われるとは思えないほど、多くの方々には沢山の迷惑をお掛けしていると思います。それでも、諦めず嫌がらないで、これからもよろしくお願いいたします。今後も見捨てることなく、援助してください。

出版の労を執ってくださった星和書店の石澤雄司社長、編集の労を執ってくださいました畑中直子さんには、忍耐強くおつきあいしていただき、それでいていつも温かい励ましをいただきました。こんな無名の私を待ち続けていただき、なんてお礼を申し上げればよいか。月並みですが、本当にありがとうございます。

また、装丁についても、「万が一可能であれば、（漫画家の）樹村みのりさんの絵でお願いしたいのですが」という奇想天外な申し出に、石澤社長は嫌な顔ひとつせずに交渉してくださりました。私にとっては、樹村みのりさんと直接（お手紙、メールの類ですが）コンタクトを取ることができ、いくつかの絵の使用許可をいただくという奇跡とも呼べる回答をいただきました。現在、樹村みのりさんの作品は、ヘルスワーク協会から復刊されています。今回はこのヘルスワーク協会からも御協力いただきました。

――人生は「なぜ」という疑問詩の宝庫であり、生きるとは、行動と渦中における数限りない覚醒の連続です。

我々は、常に自らに問い、語りかけ、この奇跡のような「存在」の無数の燭台を、一つ一つ丹念に、認識の灯で飾っていくのです。

それらは星のように輝くでしょう。生きよ、生きよ。生きて苦しめ！　幸福を祈ります。――

（樹村みのり　おとうと：一九六九年より）

叶う夢というものがあるということを知りました。樹村みのりさん、本当にありがとうございます。
最後に、私の病院内・外臨床は、北海道立緑ヶ丘病院の伊藤哲寛院長をはじめとした、すべての医師と医療スタッフ、さらにすべての病院スタッフの方々からの有形無形の理解と支えがあって、はじめて行えるものです。みなさまへは言葉が見つかりませんが、格別のお礼を申し上げたいと思います。

田中康雄

二〇〇一年　夏

文　献

●まえがき

1．加藤忠史，加藤進昌：ADHD（注意欠陥／多動性障害）の啓発活動について．精神医学 43（3）：336-337，2001．
2．まったくないわけではありません．特に，以下の本は極めて具体的に書かれたもののひとつです．リンダ．J．フィフナー（上林靖子他訳）：こうすればうまくいく ADHD をもつ子の学校生活．中央法規出版，東京，2000．

●第一章

1．清水将之：児童精神医学の現況．子ども臨床．日本評論社，2001．
2．杉山登志郎：軽度発達障害．発達障害研究 21（4）：241-251，2000．
3．Barkley, R.A.: Attention-deficit hyperactivity disorder; A handbook for diagnosis and treatment（2nd ed). The Guilford Press, New York, London, 1998.
4．田中康雄：反抗挑戦性障害，行為障害．小児内科 32（9）：1332-1338，2000．
5．齋藤万比古：注意欠陥／多動性障害（ADHD）とその併存障害―人格発達上のリスク・ファクターとしての ADHD―．小児の精神と神経 40（4）：243-254，2000．
6．杉山登志郎：注意欠陥多動性障害と非行．小児の精神と神経 40（4）：265-277，2000．
7．奥山眞紀子：不適切な養育（虐待）と行動障害．小児の精神と神経 40（4）：279-285，2000．
8．宮本信也：注意欠陥・多動障害．小児の精神と神経 40（4）：255-264，2000．
9．神谷美恵子：らいと私．人間をみつめて．みすず書房，東京，1980．

●第二章

1．Barkley, R.A.: Attention-deficit hyperactivity disorder; A handbook for diagnosis and treatment（2nd ed). The Guilford Press, New York, London, 1998.

2．World Health Organization: The ICD-10 Classification of Mental and Behavioural Disorders: Diagnostic criteria for research. WHO, Geneva, 1993. ―中根允文，岡崎祐士，藤原妙子訳：ICD-10 精神および行動の障害―DCR 研究用診断基準―．医学書院，東京，1994.

3．American Psychiatric Association: Quick Reference to the Diagnostic Criteria from DSM-Ⅳ. APA, Washington DC, 1994. ―高橋三郎，大野裕，染矢俊幸訳：DSM-Ⅳ 精神疾患の分類と診断の手引．医学書院，東京，1995.

4．原　仁：ADHD の症状と診断基準．月刊実践障害児教育 307, 10-17, 1999.

5．McGlashan, T.H., Hoffman R.E.: Schizophrenia as a disorder of developmentally reduced synaptic connectivity. Arch Gen Psychiatry, 57（7）: 637-646, 2000.

●第三章

1．ここでは，最近の主要な著書を挙げておく．

司馬理英子：のび太・シャイアン症候群．主婦の友社，東京，1997.

司馬理英子：ADHD これで子どもが変わる―のび太・シャイアン症候群 2．主婦の友社，東京，1999.

司馬理英子：のび太・シャイアン症候群 3―ADHD 子どもが輝く親と教師の接し方．主婦の友社，東京，2001.

田中康雄，高山恵子：ボクたちのサポーターになって!! 1．〈注意欠陥多動性障害を理解するための手引き〉．えじそんくらぶ，東京，1999.

田中康雄，高山恵子：ボクたちのサポーターになって!! 2．えじそんくらぶ，東京，2001.

湯汲英史，石崎朝世，一松麻実子：「『わがまま』といわれる子どもたち」．鈴木出版，東京，2000.

E.M. ハロウェル，J.J. レイテイ（司馬理英子訳）：へんてこな贈り物　誤解されやすいあなたに―．注意欠陥・多動性障害とのつきあい方．インターメディカル，東京，1998.

M. ファウラー（沢木昇訳）：手のつけられない子　それはADHDのせいだった．扶桑社，東京，1999.

P.O. クイン，J.M. スターン（田中康雄，高山恵子訳）：ブレーキをかけよう．えじそんくらぶ，東京，1999.

P.O. クイン，J.M. スターン（白石かず子訳）：ブレーキをかけよう２．えじそんくらぶ，東京，2000.

R.A. バークレー（海輪由香子訳，山田寛監修）：ADHDのすべて．ヴォイス，東京，2000.

A. マンデン，J. アーセラス（紅葉誠一訳）：ADHD注意欠陥多動性障害　親と専門家のためのガイドブック．東京書籍，東京，2000.

M. セリコウィッツ（中根晃・山田佐登留訳）：ADHDの子どもたち．金剛出版，東京，2000.

2．Goodman, R. & Scott, S.: Hyperactivity, In child Psychiatry. Blackwell Science, Oxford, pp50–57, 1997.

3．Barkley, R.A.: ADHD and the nature of self-control. The Guilford Press, New York, 1997.

4．田中康雄，毛利義臣：注意欠陥（多動）障害児にみられる情緒的問題―情緒障害の特徴と親の養育態度―．小児の精神と神経 35（４）：301–311，1995.

5．齋藤万比古：注意欠陥／多動性障害（ADHD）とその併存障害―人格発達上のリスク・ファクターとしてのADHD―．小児の精神と神経 40（４）：243–254，2000.

6．宮本信也：注意欠陥・多動障害．小児の精神と神経 40（４）：255–264，2000.

7．Barkley, R.A.: Delayed responding and response inhibition:

Toward a unified theory of attention deficit hyperactivity disorder. In D.K. Routh (Ed.), Disruptive behavior disorders in children; Essays in honor of Herbert Quay. Plenum Press, New York, 11–57, 1994.
8. Barkley, R.A.: Attention-deficit hyperactive disorder. Scientific American September, 1998.（石浦章一訳：集中できない子供たち—注意欠陥多動性障害．日経サイエンス　1月号：18–25，1999.）
9. Cantwell, D.P.: Genetics of hyperactivity. J Child Psychol Psychiat16; 261–264, 1975.
10. 杉山登志郎：ダウン症は青年期に退行する？　原仁・杉山登志郎：入門　教師のためのやさしい精神・神経医学，pp148–153，学習研究社，東京，1991.
11. Nadeau, K.G.: Understanding Girls with ADHD. 11th Annual CHADD International Conference. Washington, DC. 1999.
12. World Health Organization: The ICD–10 Classification of Mental and Behavioural Disorders: Diagnostic criteria for research. WHO, Geneva, 1993. —中根允文，岡崎祐士，藤原妙子訳：ICD–10 精神および行動の障害—DCR研究用診断基準—．医学書院，東京，1994.
13. American Psychiatric Association: Quick Reference to the Diagnostic Criteria from DSM–Ⅳ, APA, Washington, DC, 1994. —高橋三郎，大野裕，染矢俊幸訳：DSM–Ⅳ　精神疾患の分類と診断の手引．医学書院，東京，1995.
14. 田中康雄：反抗挑戦性障害，行為障害．小児内科 32（9）：1332–1338，2000.
15. 齋藤万比古・原田　謙：反抗挑戦性障害．精神科治療学 14（2）：153–159，1999.
16. Fisher, B.C.: Attention deficit Disorder Misdiagnosis. CRC Press, 1998.
17. Silver, L.B.: Attention-Deficit/Hyperactivity Disorder (2ed Ed.): American Psychiatric Press, Washington, DC. 1999.

18. 榊原洋一：集中できない子どもたち　ADHD（注意欠陥・多動性障害）なんでも Q&A．小学館，東京，2000．
19. Aull, E.D.: Differentiating Attention Deficit Hyperactivity Disorder from High Functioning Autism. 11th Annual CHADD International Conference. Washington, DC, 1999.
20. Haber, J.S.: ADHD: The Great Misdiagnosis Taylor Publishimg Company, Texas, 2000.
21. 平谷美智夫：福井 LD 研究会「ネットワークの要として」．こころの科学 42：65–67，1992．
22. 森永良子：コミュニケーションの問題と LD．教育と医学 47（4）：302–310，1999．
23. Rourke, B. P.: Nonverval learning disablities: The syndrome and the model. The Guilford Press, New York, 1989.（森永良子監訳：非言語性学習障害．岩崎学術出版社，東京，1995.）
24. 杉山登志郎，小久保勲，村瀬聡美，他：学習障害を主訴として来院した128名の診断学的検討．小児の精神と神経 32（3・2）：251–258，1992．
25. 辻井正次，杉山登志郎：学習障害と高機能発達障害（アスペルガー症候群）との臨床的比較．発達障害研究 21（2）：152–156，1999．
26. 石川元：「裏問題児」を非言語性 LD と考えることで見えてくるもの．現代のエスプリ398号：5–23，2000．
27. Volkmar, F. R., Klin, A.: Asperger Syndrome and Nonverbal learning Disabilities.
In Schopler, E., Mesibov. G.B., Kunce. L.J. (Ed), Asperger Syndrome or High-functioning Autism? Plenum Press, New York. 107–121, 1998.
28. Klin, A., Volkmar, F.R., Sparrow, S.S., Cicchetti, D., Rourke, B. P.: Validity and neuropsychological characterization of Asperger syndrome. Journal of Child Psychology and Psychiatry, 36, 1127–1140, 1995.
29. 杉山登志郎：学習障害との鑑別を巡って：杉山登志郎，辻井正次編：

高機能広汎性発達障害　アスペルガー症候群と高機能自閉症，ブレーン出版，東京，pp28-36，1999.
30. Gillberg, C., Ehlers, S.: High-Functioning People with Autism and Asperger Syndrome. In Schopler, E, Mesibov. G.B., Kunce. L.J. (Ed), Asperger Syndrome or High-functioning Autism? Plenum Press, New York. 79-105, 1998.
31. ペブズネル．ルボウスキー（山口薫・内藤耕次郎・木村正一訳）：精神薄弱児の発達過程．三一書房，東京，p89，1968.
32. Amen, D.G.: Windows into the A.D.D. MIND, Mind Works Press, California, 1997.
33. 佐々木正美（司馬理恵子との対談）：ADHDは，今どこに，そしてこれからの教育は？．月刊実践障害児教育307：42-51，1999.
34. 原仁：ADHDの症状と診断基準：月刊実践障害児教育307：10-17，1999.
35. Barker, P.: Basic Child Psychiatry, 6 th. Blackwell Science Limited, Oxford. 1995.（山中康裕，岸本寛史監訳．児童精神医学の基礎．金剛出版，東京，1999.）
36. 牧田清志：診断について：白橋宏一郎・小倉清編　児童精神科臨床②　治療関係の成立と展開．星和書店，pp 1-11，1981.
37. Kanner, L.: Child Psychiatry（4 th）Charles C Thomas Publisher. Illinois. 1972.（黒丸正四郎，牧田清志共訳：カナー児童精神医学，第2版．医学書院，東京，1974.）
38. 杉山登志郎：発達障害の豊かな世界，日本評論社，東京，p210，2000.
39. 片倉信夫，片倉英子：実践　自閉を砕く．学習研究社，東京，1985.
40. Cantwell, D.P.: Hyperactive children have grown up; What have we learned about what happens to them? Arch Gen Psychiatry42: 1026-1028, 1985.
41. 白滝貞昭：自閉症，学習障害，多動性障害の予防：精神障害の予防S3巻．中山書店，東京，pp231-236，2000.
42. 田中康雄：軽度発達障害のある子どもたちへの早期介入．近藤直司

編：ひきこもりケースの家族援助　相談・治療・予防．金剛出版，東京，pp173-181，2000.
43．吉田敬子：母子と家族への援助　妊娠と出産の精神医学．金剛出版，東京，p60，2000.

●第四章

1．石郷岡泰：ネットワーク論：山本和郎他編「臨床・コミュニティ心理学」ミネルヴァ書房，京都，pp86-87，1995.
2．山本和郎：「コミュニティ心理学　地域臨床の理論と実践」東京大学出版会，東京，pp140-146，1986.

●第五章

1．Rose, G.: The Strategy of Preventive Medicine. Oxford Univ Oress. New York, 1992.（曽田研二，田中平三監訳：予防医学のストラテジー．医学書院，東京，1998.）
2．齋藤万比古：注意欠陥／多動性障害（ADHD）とその併存障害―人格発達上のリスク・ファクターとしてのADHD―．小児の精神と神経 40（4）：243-254，2000.
3．杉山登志郎：発達障害の臨床における児童精神科医の役割―外来以外の臨床を中心に―．こころの科学 94：39-45，2000.
4．Silver, L.B.: Attention-Deficit/Hyperactivity Disorder（2ed Ed.）: American Psychiatric Press, Washington, DC, 1999.
5．Copeland, E.D., Love, V.L.: Attention, Please! A Comprehensive Guide for Successfully Parenting Children with Attention Disorders and Hyperactivity: Specialty Press. Florida. 1995.
6．宮本信也（2000）：注意欠陥・多動障害．小児の精神と神経 40（4）：255-264
7．一松麻実子：社会性を育てる…認められたい気持ちを中心に．発達協会 20（7）：8-9，2001.
8．田中康雄：多動性障害と虐待　多動性障害と虐待の悪循環に対する危機介入．本間博彰，岩田泰子編：虐待と思春期．岩崎学術出版，

東京，pp41–62，2001.

9．Nylund, D.: Treating Huckleberry Finn A New Narrative Approach to Working with Kids Diagnosed ADD/ADHD. Jossey-Bass Inc. California. pp43–68, 2000.

10. 星野仁彦・八島祐子・能代　永著：学習障害・MBDの臨床．新興医学出版社，東京，1992.

11. Quinn, P.O.: Attention Deficit Disorder Diagnosis and Treatment from Infancy to Adulthood. Brunner/Mazel, Publishers, New York, 1997.

12. Teeter, P.A.: Interventions for ADHD Treatment in Developmental Context. The Guilford Press. New York. 1998.

13. 日本LD学会編：LDの思春期・青年期，日本文化科学社，東京，2001.

14. Winnicott, C., Shepherd, R., Dvis, M. (ed): Home Is Where We Start From. England, 1986.（井原成男，上別府圭子，齋藤和恵訳：子どもが学ぶこと；ウィニコット著作集3　家庭から社会へ．岩崎学術出版社，東京，pp129–136，1999.）

15. Anderson, R., Dartington, A.: Facing It Out: Perspectives on Adolescent Disturburbance. Gerald Duckworth & Co, Ltd. London, 1998.（鈴木龍監訳：思春期を生きぬく　思春期危機の臨床実践，「学習障害の青年期患者との精神療法」，岩崎学術出版社，東京，pp48–69，2000.）

16. 渡辺久子：周産期とこころの曙．山崎晃資編：子どもの発達とその障害　—世界の子ども，今—．放送大学教育振興会，東京，pp41–48，1995.

17. 吉田敬子：母子と家族への援助．妊娠と出産の精神医学．金剛出版，東京，pp.136–137，2000.

18. Winnicott, C., Bollas, C., Dvis, M., Shepherd, R. (ed): Talking to parents. England, 1993.（井原成男，齋藤和恵訳：信頼を築くこと；ウィニコット著作集5　両親に語る．岩崎学術出版社，東京，pp129–140，1994.）

19. Copeland, E.D., Love, V.L. : Attention Without Tension A Teacher's Handbook on Attention Disorders (ADHD and ADD) : Specialty Press, Florida, 1995.
20. Dr. Dolores Borland-Hunt, Associate Professor, MSU Dept. of Family and Child Ecology. による講義（ミシガン州立大学，2001）：通訳及び講義協力：大塩陶子（ミシガン州立大学）
21. Glenn, H. S., Lott, L., Nelsen, J. : Positive Discipline in The Classroon. Prima Publishing, USA. 1997.（会沢信彦訳：クラス会議で子どもが変わる―アドラー心理学でポジティブ学級づくり―，コスモス・ライブラリー，東京，2000.）
22. Cumine, V., Leach, J., Stevenson, G. : Asperger Syndrome A Practical Guide for Teachers. David Fulton Publishers, London, 1998.
23. 望月葉子：青年期におけるカウンセリングの課題とその背景．日本LD学会編：LDの思春期・青年期，日本文化科学社，東京，pp 76-90，2001.
24. 吉野源三郎：君たちはどう生きるか．岩波書店，東京，1982.（岩波文庫 pp256-257）
25. 平山尚，平山佳須美，黒木保博，宮岡京子：社会福祉実践の新潮流―エコロジカル・システム・アプローチ―．ミネルヴァ書房，京都，1998.
26. やまだようこ：人生を物語ることの意味―ライフヒストリーの心理学．やまだようこ編：人生を物語る―生成のライフヒストリー．ミネルヴァ書房，京都，pp1-38，2000.

●第六章

1. 平山尚，平山佳須美，黒木保博，宮岡京子：社会福祉実践の新潮流―エコロジカル・システム・アプローチ．ミネルヴァ書房，京都，1998.
2. 上野一彦：はしがき．日本LD学会編：LDの思春期・青年期，日本文化科学社，東京，p ii，2001.
3. 田中康雄：あとがきにかえて―ADHD問題が指し示す方角―．海

輪由香子訳．田中康雄監修：おとなのADHD．VOICE，東京，pp 266–283，2001．

●エピローグ

1．堀真一郎訳：ニイル選集1．問題の子ども．黎明書房，名古屋，1995．
2．Adler, A.: The education of Children, Gateway, 1970.（岸見一郎訳：子どもの教育．一光社，1998.）
3．高松鶴吉：序．療育とはなにか．ぶどう社，東京，pp 7，1990．

●補章

1．宮本信也：発達障害の診療．小児の精神と神経，41（2・3）：119–128，2001．
2．神谷美恵子：現世へのもどりかた（生きがいについて）．みすず書房，東京，pp257–269，1980．
3．Drotar, D., Baskiewicz, A., Irvi, N., et al.: The adaptation of parents to the birth of an infant with congenital malformation: a hypothetical model. Pediatrics, 56：710–717, 1975.
4．S. オルシャンスキー，（松本武子訳）：絶えざる哀しみ　精神薄弱児をもつことへの反応．家族福祉　家族診断・処遇の論文集，家庭教育社，東京，pp133–138，1968．
5．中田洋二郎：子どもの障害をどう受容するか　家族支援と援助者の役割．大月書店，東京，2002．
6．上野一彦：創刊にあたって．LD&ADHD 1：1．明治図書．東京，2002．
7．特別支援教育の在り方に関する調査研究協力者会議：今後の特別支援教育の在り方について．文部科学省，2003．
8．柳澤佳子：癒されて生きる．岩波書店，東京，1998．
9．山中康裕：ADHDの問題点と疑問．臨床心理学，2（5）：626–629，2000．

10. 東由多加：ファイターとしての栄光のためでなく（東由多加が遺した言葉）．而立書房，東京，pp58-60，2002.

●間奏曲Ⅱ

1．嶋崎理佐子：家族援助における親の会の役割．発達障害研究，20（1）；35-44，1988.

付　録

付録1　多動性障害の診断基準（ICD–10：DCR）

G 1．不注意：次の症状のうち少なくとも6項が，6カ月以上持続し，その程度は不適応を起こすほどで，その子どもの発達段階と不釣り合いであること．

1）学校の勉強・仕事・その他の活動において，細かく注意を払えないことが多く，うっかりミスが多い．
2）作業や遊戯の活動に注意集中を維持できないことが多い．
3）自分に言われたことを聴いていないように見えることが多い．
4）しばしば指示に従えない，あるいは学業・雑用・作業場での仕事を完遂することができない（反抗のつもり，または指示を理解できないためでなく）．
5）課題や作業をとりまとめるのが下手なことが多い．
6）宿題のように精神的な集中力を必要とする課題を避けたり，ひどく嫌う．
7）学校の宿題・鉛筆・本・玩具・道具など，勉強や活動に必要な特定のものをなくすことが多い．
8）外部からの刺激で容易に注意がそれてしまうことが多い．
9）日常の活動で物忘れをしがちである．

G 2．過活動：次の症状のうち少なくとも3項が，6カ月以上持続し，その程度は不適応を起こすほどで，その子どもの発達段階と不釣り合いであること．

1）座っていて手足をモゾモゾさせたり，身体をクネクネさせることがしばしばある．
2）教室内で，または着席しておくべき他の状況で席を離れる．
3）おとなしくしているべき状況で，ひどく走り回ったりよじ登ったりする（青年期の者や成人ならば，落ち着かない気分がするだけだが）．
4）遊んでいて時に過度に騒々しかったり，レジャー活動に参加できないことが多い．
5）過剰な動きすぎのパターンが特徴的で，社会的な状況や要請によっても実質的に変わることはない．

G 3．衝動性：次の症状のうち少なくとも1項が，6カ月以上持続し，その程度は不適応を起こすほどで，その子どもの発達段階と不釣り合いであること．

1）質問が終わらないうちに，出し抜けに答えてしまうことがよく

ある.

2）列に並んで待ったり，ゲームや集団の場で順番を待てないことがよくある.

3）他人を阻止したり邪魔したりすることがよくある（例：他人の会話やゲームに割り込む）.

4）社会的に遠慮すべきところで，不適切なほどに過剰に喋る.

G 4．発症は7歳以前であること.

G 5．広汎性：この基準は，複数の場面で満たされること．たとえば，不注意と過活動の組み合わせが家庭と学校の両方で，あるいは学校とそれ以外の場面（診察室など）で観察される.（いくつかの場面でみられるという証拠として，通常複数の情報源が必要である．たとえば，教室での行動については，親からの情報だけでは十分といえない.）

G 6．G 1–G 3の症状は，臨床的に明らかな苦痛を引き起こしたり，あるいは社会的・学業上・仕事面での機能障害を引き起こすほどであること.

G 7．この障害は広汎性障害，躁病エピソード，うつ病エピソード，または不安障害の診断基準を満たさないこと.

注：多動性障害の研究用診断基準では，さまざまな状況を通して広範にかついつの時点でも持続するような，不注意や多動，そして落ちつきのなさを異常なレベルで明らかに確認されておくことが必要である．またこれは，自閉症や感情障害などといった他の障害に起因するものではない.

（World Health Organization : The ICD–10 Classification of Mental and Behavioural Disorders : Diagnostic criteria for research. WHO, Geneva, 1993. —中根允文，岡崎祐士，藤原妙子訳：ICD–10 精神および行動の障害—DCR研究用診断基準—．医学書院，東京，1994.）

付録2　注意欠陥・多動性障害の診断基準（DSM-Ⅳ）

A.（1）か（2）のどちらか

（1）以下の不注意の症状のうち6つ（またはそれ以上）が少なくとも6カ月以上続いたことがあり，その程度は不適応的で，発達の水準に相応しないもの：

不注意

(a)学業，仕事，またはその他の活動において，しばしば綿密に注意することができない，または不注意な過ちをおかす．

(b)課題または遊びの活動で注意を持続することがしばしば困難である．

(c)直接話しかけられた時にしばしば聞いていないように見える．

(d)しばしば指示に従えず，学業，用事，または職場での義務をやり遂げることができない（反抗的な行動または指示を理解できないためではなく）．

(e)課題や活動を順序立てることがしばしば困難である．

(f)（学業や宿題のような）精神的努力の持続を要する課題に従事することをしばしば避ける，嫌う，またはいやいや行う．

(g)（例えばおもちゃ，学校の宿題，鉛筆，本，道具など）課題や活動に必要なものをしばしばなくす．

(h)しばしば外からの刺激によって容易に注意をそらされる．

(i)しばしば毎日の活動を忘れてしまう．

（2）以下の多動性—衝動性の症状のうち6つ（またはそれ以上）が少なくとも6カ月以上持続したことがあり，その程度は不適応的で，発達の水準に相応しない：

多動性

(a)しばしば手足をそわそわと動かし，またはいすの上でもじもじする．

(b)しばしば教室や，その他，座っていることを要求される状況で席を離れる．

(c)しばしば，不適切な状況で，余計に走り回ったり高い所へ上ったりする（青年または成人では落ち着かない感じの自覚のみに限られるかもしれない）．

(d)しばしば静かに遊んだり余暇活動につくことができない．

(e)しばしば“じっとしていない”またはまるで“エンジンで動かされるように”行動する．

(f)しばしばしゃべりすぎる．

衝動性

(g)しばしば質問が終わる前にだし抜けに答えてしまう．

(h)しばしば順番を待つことが困難である．

(i)しばしば他人を妨害し，邪魔する（例えば，会話やゲームに干渉する）．

B．多動性－衝動性または不注意の症状のいくつかが7歳未満に存在し，障害を引き起こしている．

C．これらの症状による障害が2つ以上の状況において（例えば，学校「または仕事」と家庭）存在する．

D．社会的，学業的または職業的機能において，臨床的に著しい障害が存在するという明確な証拠が存在しなければならない．

E．その症状は広汎性発達障害，精神分裂病，またはその他の精神病性障害の経過中にのみ起こるものではなく，他の精神疾患（例えば，気分障害，不安障害，解離性障害，または人格障害）ではうまく説明できない．

病型に基づいてコード番号をつけること：

注意欠陥／多動性障害，混合型：過去6カ月間A(1)とA(2)の基準をともに満たしている場合．

注意欠陥／多動性障害，不注意優勢型：過去6カ月間，基準A(1)を満たすが基準A(2)を満たさない場合．

注意欠陥／多動性障害，多動性一衝動性優勢型：過去6カ月間，基準A(2)を満たすが基準A(1)を満たさない場合．

注：(特に青年および成人で）現在，基準を完全に満たさない症状をもつものには“部分寛解”と特定するべきである．

(American Psychiatric Association：Quick Reference to the Diagnostic Criteria from DSM-Ⅳ, APA, Washington, DC, 1994. —高橋三郎，大野裕，染矢俊幸訳：DSM-Ⅳ 精神疾患の分類と診断の手引．医学書院，東京，1995.）

付録3　ADHDのある女児の特徴

・クラスのほとんどの子どもたちが終わった課題に，まだ取り組んでいる
・空想にふけっていることが多い
・先生の話に注意が集中できない，耳が傾かない
・質問の意味がわからないため，先生に尋ねられることを怖がる
・どうしてよいかわからないため，クラスにいることが恥ずかしく感じる
・学校生活の居心地が悪い
・級友たちの面前で恥ずかしがる
・言いたいことがあっても，積極的に話せない
・宿題に取り組み始めることが難しい
・友だちとうまく話しあえず，クスクスと笑いあえない
・宿題や学校への連絡帳などを家に置いてきてしまう
・先生からの宿題の指示を覚えていられない
・2，3分たりとも読書に集中することがとてもむずかしい
・わかっている課題でも，テストになると思い出せない
・仕事に取り組むのが一番最後になってしまう
・宿題の提出が遅れる
・宿題のために必要な本を持ち帰ることを忘れてしまう
・宿題の指示を書き留めておけない
・ほかの誰よりも心が傷ついているように感じる
・学校生活で多くのことを恥じている
・いつも泣きたい気分である
・スポーツや運動面に苦手意識がある
・他の女子たちとの競争を好まない
・得意なことが何もないように感じる
・机をきちんとしておくことができない
・親から部屋が汚いとよく言われる
・親からやる気のなさを責められる
・親の言ったことをし忘れては，親をいらつかせてしまう
・よくおなかが痛くなる
・よく頭が痛くなる
・よく遅刻する
・よくスクールバスに乗り遅れる

・朝起きが苦手である
・親は，登校前の準備に時間がかかることを知っている
・教室で，ほかの生徒の行動に気が散らされやすい
・誰かが鉛筆を軽く叩く，近くでガムを噛んでいるときには，いらつきやすい
・部屋の時計の音や窓の外でさえずる鳥の声といった小さな音で気が散り，宿題に手がつけられない
・先生には，うまくやるためには非常な努力がいると言うことを知っておいてほしいと思っている
・先生にひどく叱られるときがあるが，その理由を理解できないときがある
・親には，もっと一生懸命やるべきだと諭されてしまう
・時間のたつのがわからなくなる
・鞄のなかが汚く散らかっている
・混雑したデパートに行きたがらない
・親と買い物に行くと，決まって親から「遠くにいかないように」と怒鳴られる
・置き忘れなどをしては探すために，多くの時間を費やしてしまう
・親からは，とても独創的な子と言われる
・教室でなにかがあって，みんなが楽しく笑っていても，その「おかしさ」がわからず浮いてしまう
・女友だちが離れていくことがあっても，その理由がわからない
・宿題をするとき，直接的に教えてくれなくてもそばにいてもらうだけでずいぶん助かる
・食事することを忘れてしまうことがある
・入浴を最後までいやがるときがある
・親に寝る時間だといわれても，ちっとも疲れを感じない
・寝付くまでに，長い時間がかかる
・一人で何時間でもテレビゲームができる
・食事時間にいつも空腹というわけではない
・すぐやるといっても親は信用しない
・集団に入りたくても入り方がわからない

(Nadeau, K. G.: Understanding Girls with ADHD. 11th Annual CHADD International Conference. Washington, DC. 1999.)

付録 4　反抗挑戦性障害の診断基準（ICD−10：DCR）

A．行為障害の全般的基準を満たすこと．

B．行為障害の基準 1 のうち 4 項以上が存在するが，項目 9）〜23）からは 2 項を越えないこと．

C．基準Bの症状により適応が障害され，発達段階に不釣り合いであること．

D．少なくとも 4 項の症状が 6 カ月以上存続していること．

（World Health Organization : The ICD−10 Classification of Mental and Behavioural Disorders : Diagnostic criteria for research. WHO, Geneva, 1993. ―中根允文，岡崎祐士，藤原妙子訳：ICD−10 精神および行動の障害―DCR研究用診断基準―．医学書院，東京，1994.）

付録5　反抗挑戦性障害の診断基準（DSM-Ⅳ）

A．少なくとも6カ月持続する拒絶的，反抗的，挑戦的な行動様式で，以下のうち，4つ（またはそれ以上）が存在する：

1）しばしばかんしゃくを起こす．

2）しばしば大人と口論をする．

3）しばしば大人の要求，または規則に従うことを積極的に反抗または拒否する．

4）しばしば故意に他人をいらだたせる．

5）しばしば自分の失敗，無作法な振舞を他人のせいにする．

6）しばしば神経過敏または他人からいらいらさせられやすい．

7）しばしば怒り，腹をたてる．

8）しばしば意地悪で執念深い．

B．その行動上の障害は，社会的，学業的，または職業的機能に臨床的に著しい障害を引き起こしている．

C．その行動上の障害は，精神病性障害または気分障害の経過中にのみ起こるものではない．

D．行為障害の基準を満たさず，また患者が18歳以上の場合，反社会性人格障害の基準も満たさない．

（American Psychiatric Association: Quick Reference to the Diagnostic Criteria from DSM-Ⅳ, APA, Washington, DC, 1994. ―高橋三郎，大野裕，染矢俊幸訳：DSM-Ⅳ　精神疾患の分類と診断の手引．医学書院，東京，1995.）

付録6　行為障害の診断基準（ICD-10：DCR）

1．他者の基本的権利を侵害するような，または年齢相応の社会的規範や規則を破るような行動パターンが繰り返し持続的に認められるもので，少なくとも6カ月以上持続し，その間に以下の症状のうち，いくつかが存在すること．

1）その小児の発達水準にしては，あまりにも頻繁で激しい癇癪がある．

2）大人とよく口論する．

3）大人の要求やルールを，積極的に否定したり拒絶したりすることが多い．

4）明らかに故意に，よく他人を苛立たせるようなことをする．

5）自分の間違いや失敗を他人のせいにすることが多い．

6）短気なことが多く，他人に対してすぐイライラする．

7）よく怒ったり腹を立てたりする．

8）意地が悪く，執念深いことが多い．

9）ものを手に入れたり好意を得るため，または義務から逃れるために，よく嘘をついたり約束を破ったりする．

10）頻繁に自分からけんかを始めることが多い（兄弟げんかは含まない）．

11）他人に大きなけがをさせる可能性のある，武器を使用したことがある（例；バット，れんが，割れたビン，ナイフ，銃）．

12）親から禁止されているにもかかわらず，しばしば，暗くなっても帰宅しない（13歳以前に始まるもの）．

13）他人への身体的虐待（例；被害者を縛りあげたり切傷したり，やけどさせたりなど）．

14）動物への身体的虐待．

15）他人の所有物を故意に破壊（放火によるのではなくて）．

16）深刻な被害をもたらす恐れをともなう，またはそれを意図した故意の放火．

17）家庭内または家族以外で被害者とは直面しないようにして，高価なものを盗む（例；万引，住居侵入，偽造）．

18）13歳以前に始まる頻繁な怠学．

19）親または親代わりの人の家から少なくとも2回家出したことがある，または1回だけでも一晩以上いなくなったことがある（身体的・性的虐待をさけるためではない）．

20）被害者と直面するような犯罪（ひったくり，ゆすり，強盗を含む）．
21）性的行為を強要する．
22）他人を頻繁にいじめる（つまり，持続的に威嚇・拷問・妨害を含めて，故意に他人に苦痛や傷害を負わせる）．
23）他人の家，建物，または車に押し入る．

2．非社会的人格障害，精神分裂病，躁病エピソード，うつ病エピソード，広汎性発達障害，または多動性障害の診断基準を満たさないこと，児童期にはじまる情緒障害の基準に該当するならば「行為と情動の混合性障害」と診断する．

発症年齢を特定しておくことが勧められる
—小児期発症型　10歳以前に行為の問題が少なくとも１つは発症
—青年期発症型　10歳以前には行為の問題なし

（World Health Organization : The ICD–10 Classification of Mental and Behavioural Disorders : Diagnostic criteria for research. WHO, Geneva, 1993. —中根允文，岡崎祐士，藤原妙子訳：ICD–10 精神および行動の障害—DCR研究用診断基準—．医学書院，東京，1994.）

付録７　行為障害の診断基準（DSM-Ⅳ）

A．他者の基本的権利または年齢相応の社会的規範や規則を侵害することが反復し持続する行動様式で，以下の基準の３つ（またはそれ以上）が過去12カ月の間に存在し，基準の少なくとも１つは過去６カ月の間に存在していたことが明らかとなる．

人や動物に対する攻撃性

１）しばしば他人をいじめ，脅迫し，威嚇する．

２）しばしば取っ組み合いの喧嘩をはじめる．

３）他人に重大な身体的危害を与えるような武器を使用したことがある（例えば，バット煉瓦，割れた瓶，小刀，銃）

４）人に対して身体的に残酷であったことがある．

５）動物に対して身体的に残酷であったことがある．

６）被害者に面と向かって行う盗みをしたことがある（例えば，背後から襲う強盗，ひったくり，強奪，武器を使っての強盗）

７）性行為を強いたことがある．

所有物の破壊

８）重大な被害を与えるために故意に放火したことがある．

９）故意に他人の所有物を破壊したことがある（放火による以外で）．

嘘をつくことや窃盗

10）他人の住居，建造物または車に侵入したことがある．

11）物や好意を得たり，義務を逃れるためにしばしば嘘をつく（すなわち他人をだます）．

12）被害者と面と向かうことなく，多少価値のある物品を盗んだことがある（例えば万引き，ただし，破壊や侵入のないもの，偽造）．

重大な規則違反

13）13歳以前から親の禁止にもかかわらず，しばしば夜遅く外出する．

14）親または親代わりの人の家に住んでいる間に，一晩中家を空けたことが少なくとも２回あった．

15）しばしば怠学することが13歳前からある．

B．この行動の障害が社会的，学力的，または職業的機能において重大な障害をおこしていること．

C．18歳以上の者であれば，反社会的人格障害の基準を満たしていないこと．

発症年齢に基づいてタイプを特定すること

—小児期発症型：10歳前に行為障害の基準となる特徴が少なくとも１つが始まっているもの．

—青年期発症型：10歳前には行為障害の基準となるいかなる特徴もないもの．

重症度を特定すること

軽症：行為の問題があったとしても，診断に必要な項目数を超えることはほとんどなく，その問題が他人にはほとんど害を与えないもの．

中等症：行為の問題の数や他人への害は軽症と重症の間のもの．

重症：行為の問題が診断に必要な項目数よりもはるかに多いか，その問題による他人への危害がいちじるしいもの．

(American Psychiatric Association: Quick Reference to the Diagnostic Criteria from DSM-Ⅳ, APA, Washington, DC, 1994. —高橋三郎，大野裕，染矢俊幸訳：DSM-Ⅳ　精神疾患の分類と診断の手引．医学書院，東京，1995.)

付録 8　自閉症の診断基準（ICD-10：DCR）

A．3 歳以前に，次にあげる領域のうち少なくとも 1 項の発達異常または発達障害が存在すること．

1）社会生活のためのコミュニケーションに利用する受容性言語または表出性言語

2）選択的な社会的愛着の発達，または相互的な社会関係行動の発達

3）機能的遊戯または象徴的遊戯

B．1），2），3）から併せて，少なくとも 6 症状が存在し，そのうち 1）から 2 項以上，2）と 3）からそれぞれ 1 項以上を含んでいること．

1）相互的な社会関係における質的異常として，次にあげる領域の少なくとも 2 項が存在すること．

a）視線・表情・姿勢・身振りなどを，社会的相互関係を調整するための手段として適切に使用できない．

b）（機会はあっても精神年齢に相応した）友人関係を，興味・活動・情緒を相互に分かちあいながら十分に発展させることができない．

c）社会的・情緒的な相互関係が欠如して，他人の情動に対する反応が障害されていたり歪んだりする．または，行動を社会的状況に見合ったものとして調整できない．あるいは社会的，情緒的，意志伝達的な行動の統制が弱い．

d）喜び，興味，達成感を他人と分かちあおうとすることがない（自分が関心をもっている物を他の人に見せたり，持ってきたり，さし示すことがない）．

2）コミュニケーションにおける質的異常として，次にあげる領域のうち，少なくとも 1 項が存在すること．

a）話しことばの発達遅延または全体的欠陥があり，身振り手振りでコミュニケーションを補おうとする試みをともなわない（喃語で意志の伝達ができなかったという既往のあることが多い）．

b）（言語能力はさまざまな程度に認められるにかかわらず）他人とのコミュニケーションで相互に会話のやりとりを開始したり，または持続したりすることに大抵失敗する．

c）常同的・反復的な言葉の使用，または単語や文節の特有な言

回し

d）さまざまなごっこ遊び，または（若年であれば）社会的模倣遊戯の乏しさ

3）行動や興味および活動性のパターンが制限され，反復的・常同的であるが，次にあげる領域のうち，少なくとも1項が存在すること。

a）単一あるいは複数の，常同的で限定された興味のパターンにとどまっており，かつその内容や対象の点で異常であること，または，単一あるいは複数の興味が，その内容や対象は正常であっても，その強さや限定された点で異常であること．

b）特定の無意味な手順や儀式的行為に対する明らかな強迫的執着

c）手や指を羽ばたかせたり絡ませたり，または身体全体を使って複雑な動作をするなどといった，常同的・反復的な奇異な運動

d）遊具の一部や機能とは関わりのない要素（たとえば，それが出す匂い・感触・雑音・振動）へのこだわり．

C．その臨床像は，次のような原因でおこっているのではないこと．広汎性発達障害の他の亜型，二次的な社会的・情緒的問題をともなう受容性言語の特異的発達障害(F80.2)，反応性愛着障害(F94.1)または脱抑制性愛着障害(F94, 2)，何らかの情緒ないし行動の障害をともなう精神遅滞(F70–72)，ごく早期に発症した精神分裂病(F84.2)，レット症候群(F84.2)など．

(World Health Organization: The ICD–10 Classification of Mental and Behavioural Disorders: Diagnostic criteria for research. WHO, Geneva, 1993. —中根允文，岡崎祐士，藤原妙子訳：ICD–10 精神および行動の障害—DCR研究用診断基準—．医学書院，東京，1994.）

付録９　自閉症の診断基準（DSM-Ⅳ）

A．１），２），３）から合計６つ（またはそれ以上），うち少なくとも１）から２つ，２），３）から１つずつの項目を含む．

１）社会的相互反応における質的な障害で，以下の少なくとも２つによって明らかになる：

a）目と目で見つめ合う，顔の表情，身体の姿勢，身振りなど，対人関係を調節する非言語性行動の使用の著明な障害．

b）発達の水準に相応した仲間関係をつくることの失敗．

c）楽しみ，興味，成し遂げたものを他人と共有すること（例：興味ある物を見せる，持ってきたり，指す）を自発的に求めることの欠如．

d）対人的または情緒的相互性の欠如．

２）以下のうち少なくとも１つによって示される意志伝達の質的な障害：

a）話し言葉の発達の遅れまたは完全な欠如（身振りや物まねのような代りの意志伝達の仕方により補うことを伴わない）．

b）十分会話のある者では，他人と会話を開始し継続する能力の著明な障害．

c）常同的で反復的な言語の使用または独特な言語

d）発達水準に相応した，変化に富んだ自発的ごっこ遊びや社会性をもった物まね遊びの欠如．

３）行動，興味および活動力が限定され，反復的で常同的な様式で，以下の少なくとも１つが明らかになる：

a）強度または対象において異常なほど常同的で限定された型の，１つまたはいくつかの興味だけに熱中すること．

b）特定の，機能的でない習慣や儀式にかたくなにこだわるのが明らかである．

c）常同的で反復的な衒奇的運動（たとえば，手や指をぱたぱたさせたり，ねじまげる，または複雑な全身の動き）．

d）物体の一部に持続的に集中する．

B．3歳以前に始まる，以下の領域の少なくとも1つにおける機能の遅れまたは異常：

1）対人的相互作用.

2）対人的意志伝達に用いられる言語.

3）象徴的または想像的遊び.

C．この障害はレット障害または小児期崩壊性障害ではうまく説明できない.

(American Psychiatric Association : Quick Reference to the Diagnostic Criteria from DSM-Ⅳ, APA, Washington, DC, 1994. ―高橋三郎，大野裕，染矢俊幸訳：DSM-Ⅳ　精神疾患の分類と診断の手引．医学書院，東京，1995.)

付録10　アスペルカー症候群の診断基準（ICD-10）

A．表出性・受容性言語や認知能力の発達において，臨床的に明らかな全般的遅延はないこと．診断にあたっては，2歳までに単語の使用ができており，また3歳までに意思の伝達のために二語文（フレーズ）を使えていることが必要である．身辺処理や適応行動および周囲に向ける好奇心は，生後3年間は正常な知的発達に見合うレベルでなければならない．しかし，運動面での発達は多少遅延することがあり，運動の不器用さはよくある（ただし，診断に必須ではない）．突出した特殊技能が，しばしば異常な没頭にともなってみられるが，診断に必須ではない．

B．社会的相互関係における質的異常があること（自閉症と同様の診断基準）．

C．度はずれて限定された興味，もしくは，限定的・反復的・常同的な行動・関心・活動性のパターン（自閉症と同様の診断基準．しかし，奇妙な運動，および遊具の一部分や本質的でない要素へのこだわりをともなうことは稀である）．

D．障害は，広汎性発達障害の他の亜型，単純型分裂病（F20.6），分裂病型障害（F21），強迫性障害（F42.-），強迫性人格障害（F60.5），小児期の反応性・脱抑制性愛着障害（F94.1およびF94.2），などによるものではない．

（World Health Organization : The ICD-10 Classification of Mental and Behavioural Disorders : Diagnostic criteria for research. WHO, Geneva, 1993. —中根允文，岡崎祐士，藤原妙子訳：ICD-10精神および行動の障害—DCR研究用診断基準—．医学書院，東京，1994.）

付録11　アスペルガー障害の診断基準（DSM-Ⅳ）

A．以下の少なくとも２つで示される，社会的相互反応における質的な異常：

1）視線を合わせること，表情，身体の姿勢やジェスチャーなどの多くの非言語性行動を，社会相互作用を統制するために使用することの著しい障害

2）発達水準相応の友だち関係をつくれない

3）喜びや，興味または達成したことを他人と分かち合うことを自発的にもとめることがない（たとえば，関心のあるものを見せたり，持ってき’たり，示したりすることがない）

4）社会的または情緒的な相互性の欠如

B．以下の少なくとも１つで示されるような，制限された反復的で常同的な，行動，興味および活動のパターン

1）１つ以上の常同的で制限された，程度や対象において異常な興味のパターンへのとらわれ

2）特定の機能的でない日課や儀式への明白に柔軟性のない執着

3）常同的で反復的な運動の習癖（たとえぱ，手や指をひらひらさせたりねじったり，または身体全体の複雑な行動）

4）物の一部への持続的なとらわれ

C．この障害は，社会的・職業的あるいは重要な機能の領域において，臨床的に明白な障害を引き起こす

D．臨床的に明白な言語の全般的な遅れはない（たとえば，単語が２歳までに使用され，コミュニケーションに有用な句が３歳までに使用される）

E．認知能力発達または年齢相応の生活習慣技能，適応行動（杜会的相互作用以外）および環境への興味

D．小児期における発達に，臨床的に明白な全般的な遅れはない

F．診断基準は他の特定の広汎性発達障害や精神分裂病によって満たされない

（American Psychiatric Association：Quick Reference to the Diagnostic Criteria from DSM-Ⅳ, APA, Washington, DC, 1994. —高橋三郎，大野裕，染矢俊幸訳：DSM-Ⅳ　精神疾患の分類と診断の手引．医学書院，東京，1995.）

付録12 注意欠陥（多動性）障害と（高機能）自閉症の差異

問題となる点	注意欠陥（多動性）障害ADD/ADHD	（高機能）自閉症（HF）Autism
コミュニケーション	おしゃべりで，まずいときにまずいことを言う．	おしゃべりというより，けっこう学者ぶっている．しばしば静かである． おしゃべりな子もいるにはいるが，ただある特定の事柄についておしゃべりなだけである．
	どういったコミュニケーションの仕方が気に入られるか？ どういった対応が対立関係を作るか？ といったことで相手を見通せないという問題を持っている．	注意欠陥（多動性）障害より悪い． あまりにも本当のことを言ってしまう．
運動（動き）	ひどくはしゃいだり，著しく全身を使った多動を示す．	注意欠陥（多動性）障害に同じ．
	すべての子どもたちが過度で異常な活動を示すわけではない．	注意欠陥（多動性）障害に同じ．
	動きは目的試行的でなく，しばしば非能率的である．	注意欠陥（多動性）障害と同じであるが，それは不安のためであることが多い．
感覚	さまざまな形の感覚の逸脱がある．	すべての感覚が過敏である．
	視覚的に注意を抑制することができないため，話が聞けないことがある．	注意欠陥（多動性）障害に同じ．
	視覚的な面で注意散漫なため，読みと算数，数学などの細かいやりとりができないことがある．	注意散漫さはあまり見られないが，しばしば不注意になることがある．
社会性	必要以上に人を調べ，操り，怒らせることがある．	注意欠陥（多動性）障害より過激である．
	社会的な誘惑と衝動がしばしばコントロールができない．	社会的抑止力が欠けていている． 友人たちを求めるが，友人を作り，引き留めることがへたである．

情緒	気分が激しく変化するため，予測したり計算した態度が取れない．	同様だがもっと問題かもしれない．
欲求	待つことができない．ほしいものはともかくほしい．	強迫的で撤回困難である．
連想・結びつけ	「表象の自由飛行」あるいは「空想にふける」ことで，容易に注意がそれてしまう．	時に幻覚を認めることがある．
注意・集中	有益な整理や重要な特徴の選択といったことができない．	注意欠陥（多動性）障害と同様であるが，より衝動的な問題をはらんでいる．
	異常に長時間行動するか，あまり重要でないことに集中しやすい．	しばしば1つか2つしか興味・関心を抱かない．
	仕事や問題解決するために，計画を立てたり，まとめたり，計画立てるために必要な思慮深い態度を取ることができない．	注意欠陥（多動性）障害よりは通常少し良い．
行動	不適切な行為をせずに，許容できることを簡単に失敗する	注意欠陥（多動性）障害に同じ．
	社会的重要性が予知できない．	注意欠陥（多動性）障害と同様かもっと悪い．
	衝動的で，せっかちな行動をする．	機転がきかない．
	無計画に非常にすばやく行動するため，法に反した行為をしていてもその関係をよく否定する．	不安が類似の問題を起こすかもしれないがそれほどではない．めったに嘘がつけない．もし嘘をついても，すぐ撤回してしまう

All, E.D.: Differentiating Attention Deficit Hyperactivity Disorder from High Functioning Autism. 11th Annual C.H.A.D.D. International Conference, Washington, DC, 1999.

付録13　精神遅滞および常同運動に関連した過動性障害（ICD-10：DCR）

A．重篤な過動が，活動性と注意に関する次の問題のうち少なくとも2項に明らかであること．

1）走ったり，跳んだり，全身を使った運動に示される，持続する落着きのなさ．

2）じっと座っていられない．常同的な活動に没頭しているときを除いて，普通は長くて数秒しか座っておれない（基準Bを参照）．

3）静かにしていなければならない状況での強度な過動

4）めまぐるしく活動を変え，通常，行動は1分以内しか続かない（時々，お気に入りの活動により長い時間を費やしても，除外しない．また，常同的な活動にひどく長い時間を費やすことがあっても，その他のときにこの問題が存在すればよい）．

B．行動や活動の反復的・常同的なパターンが，次のうち少なくとも1項に明らかであること．

1）固定して頻繁に繰り返される奇妙な運動．これには，全身を使った複雑な運動と，手をひらひらさせるような部分的な運動のいずれかがある．

2）過剰で意味のない活動の一定の形の繰り返し．単一の物体（たとえば流れる水）との遊びや，儀式的な行為（一人でしたり他人を巻き込んだり）など

3）反復する自傷行為

C．IQは50以下

D．自閉的なタイプの社会機能障害はない．すなわち，次のうち少なくとも3項を示すこと．

1）社会的相互関係を調整する上で，視線・表情・態度を発達的に適切に使用すること．

2）発達的に適切な，同世代の子と関心や活動などを共有できる関係があること．

3）少なくとも時々は，他人に慰めや情愛を求めていくこと．

4）他人の楽しみを時々は分け合うことができる．社会機能障害の他のタイプ，たとえば見知らぬ人に平気で近づくことなどは，あってもよい．

E．自閉症(F84.0とF84.1)，小児期崩壊性障害(F84.3)または多動性障害(F90.-)の診断基準を満たさない．

(World Health Organization: The ICD-10 Classification of Mental and Behavioural Disorders: Diagnostic criteria for research. WHO, Geneva, 1993. ―中根允文，岡崎祐士，藤原妙子訳：ICD-10 精神および行動の障害―DCR研究用診断基準―．医学書院，東京，1994.)

付録14　コナーズの評価表（親用）

項　　目	全くない	少しある	かなりある	非常にある
1．爪，指，髪の毛，衣服などをいじったり，ひっかいたりする．				
2．大人に対して，生意気な態度をとる．				
3．友人たちを作り，友情を保つことに課題がある．				
4．興奮しやすく，衝動的である．				
5．何でも動かしたがる．				
6．親指，衣類，毛布などを吸ったり，噛みたがる．				
7．しばしばもしくは簡単に泣きやすい．				
8．不満を持ちやすく，けんか腰である．				
9．白昼夢（空想）にふける．				
10．学習困難を示しやすい．				
11．もじもじとした感じで落ちつきがない．				
12．新しい環境，新しい人々，登校などに恐怖感を抱きやすい．				
13．休み無く，いつも絶えず活動している．				
14．破壊的である				
15．嘘あるいは本当のことではない話をする．				
16．内気である．				
17．同年齢の子どもに比べ，より面倒なことをしでかしやすい．				
18．同年齢の子どもに比べ，赤ちゃん言葉を使ったり，どもったり，理解しにくい話し方をする．				
19．間違いを否認したり，誰かに責任を負わせる．				
20．けんか好きである．				
21．口をとがらせて，すねる．				
22．盗みをはたらく．				
23．従順でなく，もしくは不満たっぷりに従う．				
24．一人になったり，病気や死という事柄に，他の人たちよりくよくよと心配しやすい．				
25．ことを終えることに失敗する．				

項　　目	全くない	少しある	かなりある	非常にある
26. 傷つきやすい感情の持ち主である.				
27. 他の人たちをいじめる.				
28. 反復的な活動が止められない.				
29. 残酷である.				
30. 不必要な手助けを望んだり，べったりとくっついて離れないとか，絶えず保障を求めるなど子どもっぽい，あるいは幼稚である.				
31. 気の散ることや注意の持続時間が問題である.				
32. 頭痛				
33. 気分が，素早く劇的に変化する.				
34. 規則や制限が好きでない，あるいは従えない.				
35. 絶えずけんかする.				
36. きょうだいと仲良くなれない.				
37. 何か努力をしているときに直ぐに欲求不満，イライラする.				
38. 他の子供たちをかき乱す.				
39. 基本的に「幸せと感じられない(かわいそうな)子ども」といえる.				
40. 食欲がない，一口食べたら，動いたり何かをしたり，そして，また，食べるといった食事に関する問題がある.				
41. 腹痛				
42. 寝付きが悪い，早く目覚めやすい，夜中に起きてしまうといった睡眠における問題がある.				
43. 頭痛腹痛以外の痛みや苦しみ.				
44. 嘔吐あるいは吐き気.				
45. 家族の輪からはずされたように感じる.				
46. 鼻にかける，自慢屋.				
47. 自らをこき使おうとする.				
48. しばしば下痢になったり，不規則な通じや便秘といった腸の問題.				

付録15　コナーズの評価表（教師用）

	項　目	全くない	少しある	かなりある	非常にある
教室での態度	1．絶えずそわそわしている．				
	2．フンフンといった鼻歌を歌ったり，奇声（いきなりキャー，ワォーとか）をあげる．				
	3．要求が即時的で，すぐに欲求不満になりやすい．				
	4．協調性が乏しい．				
	5．落ちつかない，あるいは活動的すぎる．				
	6．興奮しやすく，衝動的である．				
	7．不注意で，簡単に気が散りやすい．				
	8．集中する持続時間が短く，課題を最後まで行えない．				
	9．過度に神経過敏である				
	10．過度に生真面目か，悲しみがり屋である．				
	11．白昼夢（空想）にふける．				
	12．不機嫌，あるいはいやな感じにむっつりする．				
	13．しばしば簡単に泣きやすい．				
	14．他の子供たちの邪魔をする．				
	15．けんか好きである．				
	16．気分が，素早く，劇的に変化する．				
	17．「なんでもわかっているかのように」振る舞う．				
	18．破壊的である．				
	19．盗みをはたらく．				
	20．うそをつく．				
	21．かんしゃくを起こしやすく，爆発的で予測困難な行動を取りやすい．				

	項　目	全くない	少しある	かなりある	非常にある
集団への参加	22. 他の子供たちをさけて，孤立しやすい.				
	23. 集団に受け入れられないように感じる.				
	24. 扇動されやすい.				
	25. フェアプレー精神に欠ける.				
	26. 指導力が無いように思われる.				
	27. 異性の仲間とうまくやれない.				
	28. 同性の仲間とうまくやれない.				
	29. 他の子供たちをからかうか、行動に干渉的である.				
権威に対する態度	30. 従順である.				
	31. 反抗的である.				
	32. 生意気で厚かましい.				
	33. 内気である.				
	34. 臆病である.				
	35. 過度に教師の気を引きたがる.				
	36. 頑固である.				
	37. 喜ばすこと，満足させることに過度に不安を持っている.				
	38. 非協力的である.				
	39. 出席状況に問題がある.				

付録16　薬物使用における評価表

評価日	氏名	生年月日	薬物（　mg）	服薬時刻	評価時刻	記載者
年　月　日		年　月　日（　歳）				

行動面のチェック

観　察	活動の度合い			
	全くなし	ほんの少し	結構ある	かなりある
1．休みなく，動きが多い				
2．興奮しやすい，衝動的である				
3．他の子供たちの邪魔する				
4．集中時間が短い				
5．常にそわそわしている				
6．集中力の欠如，簡単に集中力を失う				
7．簡単に欲求不満になる				
8．頻繁に，簡単に泣く				
9．機嫌が突然，急激に変わりやすい				
10．癇癪をおこす，気分の爆発と予想つかない行動				
11．おしゃべり				
12．叫ぶ，大声を上げる				

副作用のチェック

項　目	副作用の度合い			
	全くなし	ほんの少し	結構ある	かなりある
1．食欲不振				
2．体重減少				
3．睡眠障害（不眠・熟眠障害，悪夢，起床困難など）				
4．頭痛				
5．腹痛（胃の痛み）				
6．眩暈				
7．チック				
8．夜尿				
9．発疹，紅斑				
10．頻脈・動機				
11．イライラ				
12．不安・緊張				
13．心配性，神経質				
14．悲観的，極端に泣く				
15．疲れているように見える				
16．一点凝視，うわのそら，ボーっとしている				
17．社会的ひきこもり				
その他				

著者略歴

田中康雄（たなか やすお）

1958年　栃木県に生れる

1983年　獨協医科大学卒業後，旭川医科大学　精神科神経科助手

1987年　旭川医科大学附属病院　精神科神経科・外来医長

1988年　市立士別総合病院精　精神神経科医長

1992年　北海道立緑ヶ丘病院　医長

2002年　国立精神・神経センター精神保健研究所
　　　　児童・思春期精神保健部　児童期精神保健研究室長

専門は，児童思春期地域精神保健

現在，外来診療を行いながら，関係者との連絡連携の強化に奔走し，地域ネットワーク作りに関わっている．

著書『ボクたちのサポーターになって！！』１，２（えじそんくらぶ）（共著）

『ブレーキをかけよう』１，２（えじそんくらぶ）（翻訳）

『アスペルガー症候群の理解と対応』（えじそんくらぶ）（共著）

ADHDの明日に向かって　第２版

2001年10月31日　初　版第１刷発行
2004年２月23日　第２版第１刷発行
2008年４月14日　第２版第２刷発行

著　者　田中康雄

発行者　石澤雄司

発行所　株式会社星和書店

東京都杉並区上高井戸1-2-5　〒168-0074
電話　03(3329)0031（営業部）／(3329)0033（編集部）
FAX　03(5374)7186

　Printed in Japan　ISBN978-4-7911-0459-8